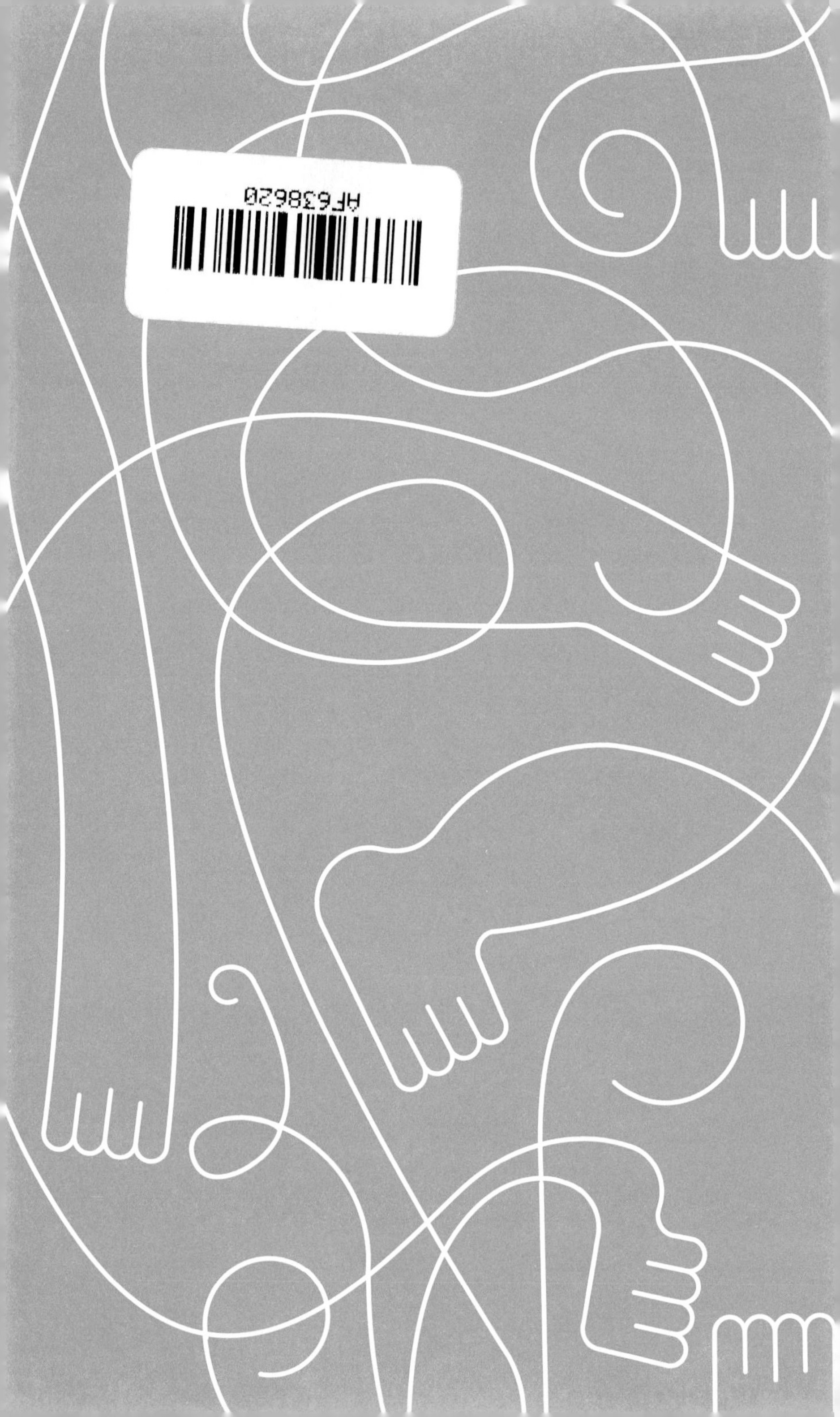

Dr. Manuela Macedonia

BEWEG DICH! UND DEIN GEHIRN SAGT DANKE

Wie wir schlauer werden, besser denken
und uns vor Demenz schützen

Brandstätter

DR. MANUELA MACEDONIA

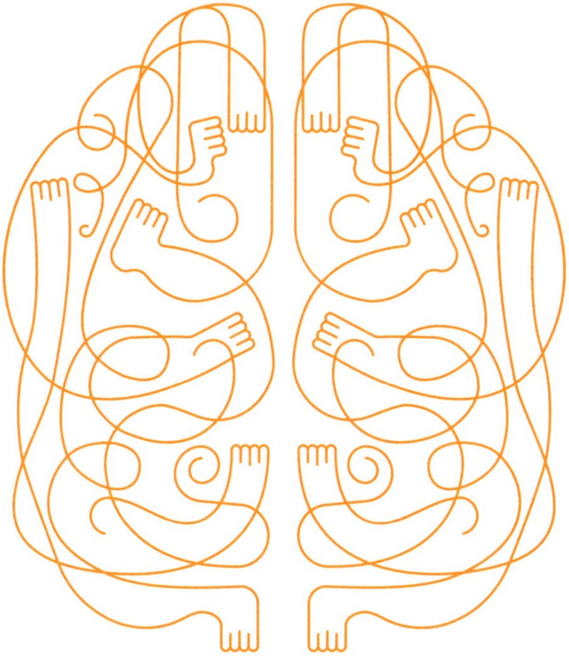

BEWEG DICH!

UND DEIN GEHIRN SAGT DANKE

Wie wir schlauer werden, besser denken und uns vor Demenz schützen

Brandstätter

Für **Gertrude** und **Falko Schmidt**,
für die liebevollen Worte in schwierigen Stunden,
die Freude an meiner Freude,
dafür, dass sie mich in den letzten zwanzig Jahren
wie Eltern durch das Leben begleiten,
weil meine Eltern ins Paradies gehen mussten

INHALT

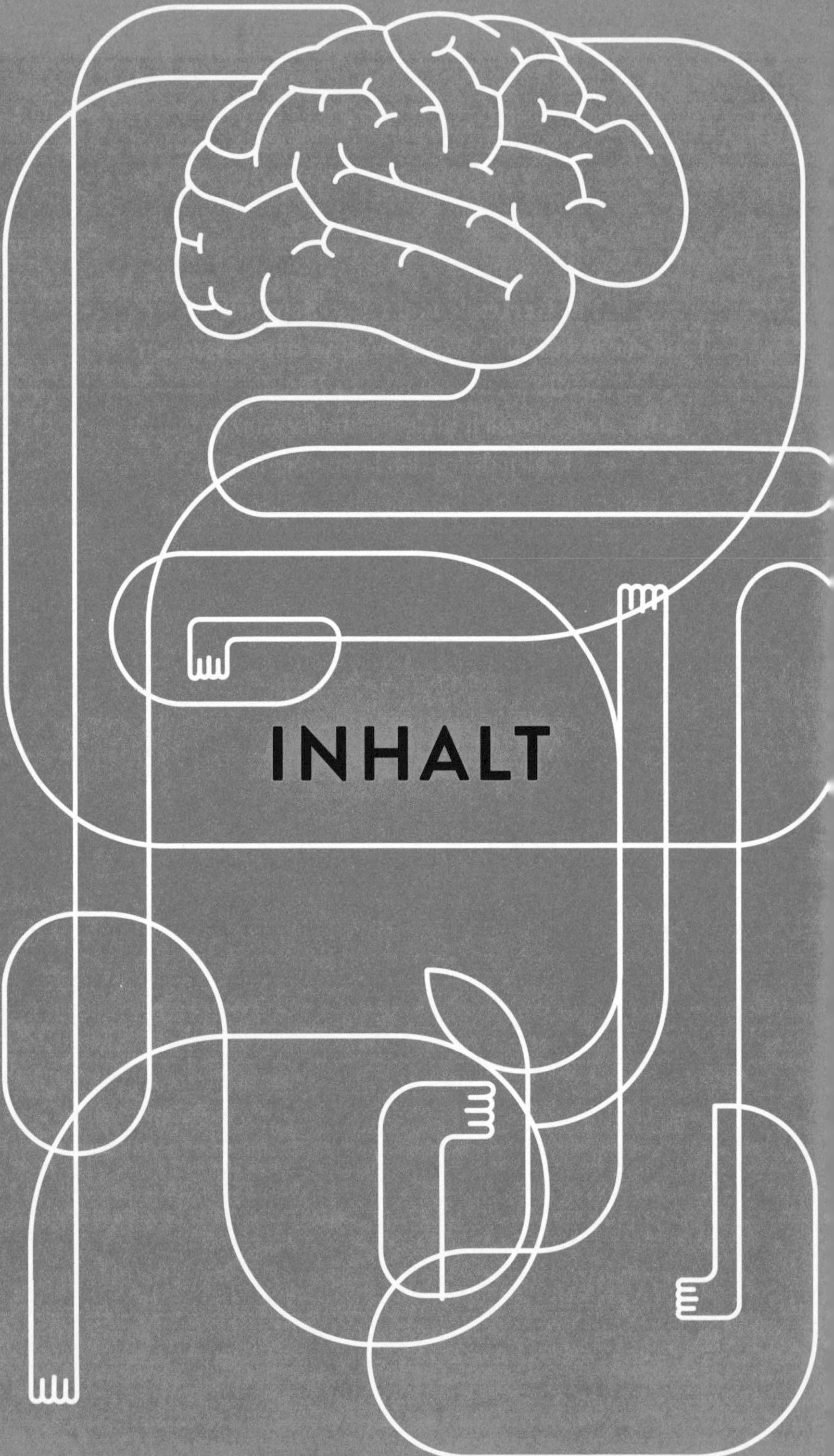

Warum ich dieses Buch geschrieben habe: aus Dankbarkeit!

An einem heißen Sommernachmittag in meinem Leipziger Büro am Max-Planck-Institut für Neurowissenschaften fand ich während einer Literaturrecherche einen interessanten Fachartikel. Ich machte mir überall Notizen am Seitenrand und freute mich über diesen Fund. So ein Glücksfall! Ich hatte all das gefunden, was ich für meine Publikation gesucht hatte. Nach einigen Seiten fingen die Inhalte jedoch irgendwie an, mir bekannt zu werden. Plötzlich überkamen mich Zweifel und ich griff in einen Papierstapel auf meinem Schreibtisch: Denselben Artikel hatte ich ja ein halbes Jahr zuvor downgeloadet und gelesen, mit den gleichen Notizen versehen, mit einem Leuchtstift an den gleichen Stellen markiert. Wie konnte ich ihn komplett vergessen haben? Ich kannte die Autoren und ihre Forschungsschwerpunkte persönlich und gut. Aber ich hatte den Artikel nicht mehr in Erinnerung. Entsetzt berichtete ich Maren, meiner Bürokollegin, darüber. Zu jenem Zeitpunkt führte Maren morphometrische Messungen des Hippocampus durch, sie vermaß also das Volumen einer ganz wichtigen Gedächtnisstruktur im Gehirn. Maren kommentierte lapidar: „Wen wundert das? Du versumpfst seit Monaten jeden Abend hier drin, zehn, zwölf Stunden am Tag. Dein Hippocampus ist bestimmt schon vollkommen im Eimer." Ihre Worte trafen mich hart, denn sie wusste, wovon sie sprach. Und ich war entsetzt über meine Fehlleistung, und beschämt obendrein, ausgerechnet in unserem Büro, in dem wir beide – tagein, tagaus – Gedächtnisforschung betrieben. Obwohl Maren viel von mir wusste, konnte sie nicht ahnen, dass ich über das „Versumpfen" im Büro hinaus auch sehr schlecht schlief, nächtelang wachte, über Statistiken grübelte, über die Programmierung des Kernspintomographen, darüber, wie ich widersprüchliche Ergebnisse in einen sinnvollen Zusammenhang für meine Fachpublikation bringen könnte. Ich hatte Stress, schlief zu kurz und unruhig, verbrachte viel zu viel Zeit am Schreibtisch, weil meine Arbeitseffizienz unter der Überlastung litt. All das war mir bewusst und dies schon lange vor meinem Gedächtnisausfall, aber es war mir nicht bewusst, dass ich etwas dagegen tun musste.

Am nächsten Tag, als ich ins Büro kam, fand ich auf dem Schreibtisch einen Stoß Fachpublikationen über den Hippocampus. Maren grinste mich verschmitzt an und sagte: „Du musst dich einlesen, damit du weißt, wie es um dich steht." Der Witz hörte sich fast wie eine Drohung an, aber der Wink rüttelte mich wach. Nun war es mir klar. Diese Episode konnte ich nicht einfach unter den Teppich kehren. Beim Hinausgehen aus dem Büro fügte sie noch hinzu: „Und schau, dass du heute zeitiger rauskommst. Um halb sechs bin ich vom Labor zurück, ich will dich nicht mehr hier sehen! Fahre mit deinem Rad zum Cossi und danach nach Hause. Wehe, du kommst am Abend ins Büro!" Kurz bevor Maren wiederkam, schlich ich mich tatsächlich aus dem Institut, stieg auf mein Fahrrad und fuhr zum Cospudener See alias Cossi, wie die Leipziger ihren Badesee liebevoll nennen.

An jenem Tag traf ich eine der wichtigsten Entscheidungen meines Lebens, aus Scham, aus Stolz, aber auch aus Angst, unbewusst, um mein Gehirn wieder in die Gänge zu bekommen. Und tatsächlich fuhr ich danach jeden Tag, den ganzen Sommer lang, meine dreißig Kilometer mit dem Fahrrad. Im Herbst war mein Gedächtnis wieder auf Vordermann und ich konnte wieder schlafen. Seitdem vergeht fast kein Tag ohne Bewegung und es geht mir gut, besser als je zuvor. Seitdem habe ich mich tief in die Materie „Bewegung und Gehirn" eingearbeitet. Meine Erfahrungen und mein Wissen möchte ich jetzt durch dieses Buch an Sie, liebe Leserin und lieber Leser, weitergeben, aus Dankbarkeit!

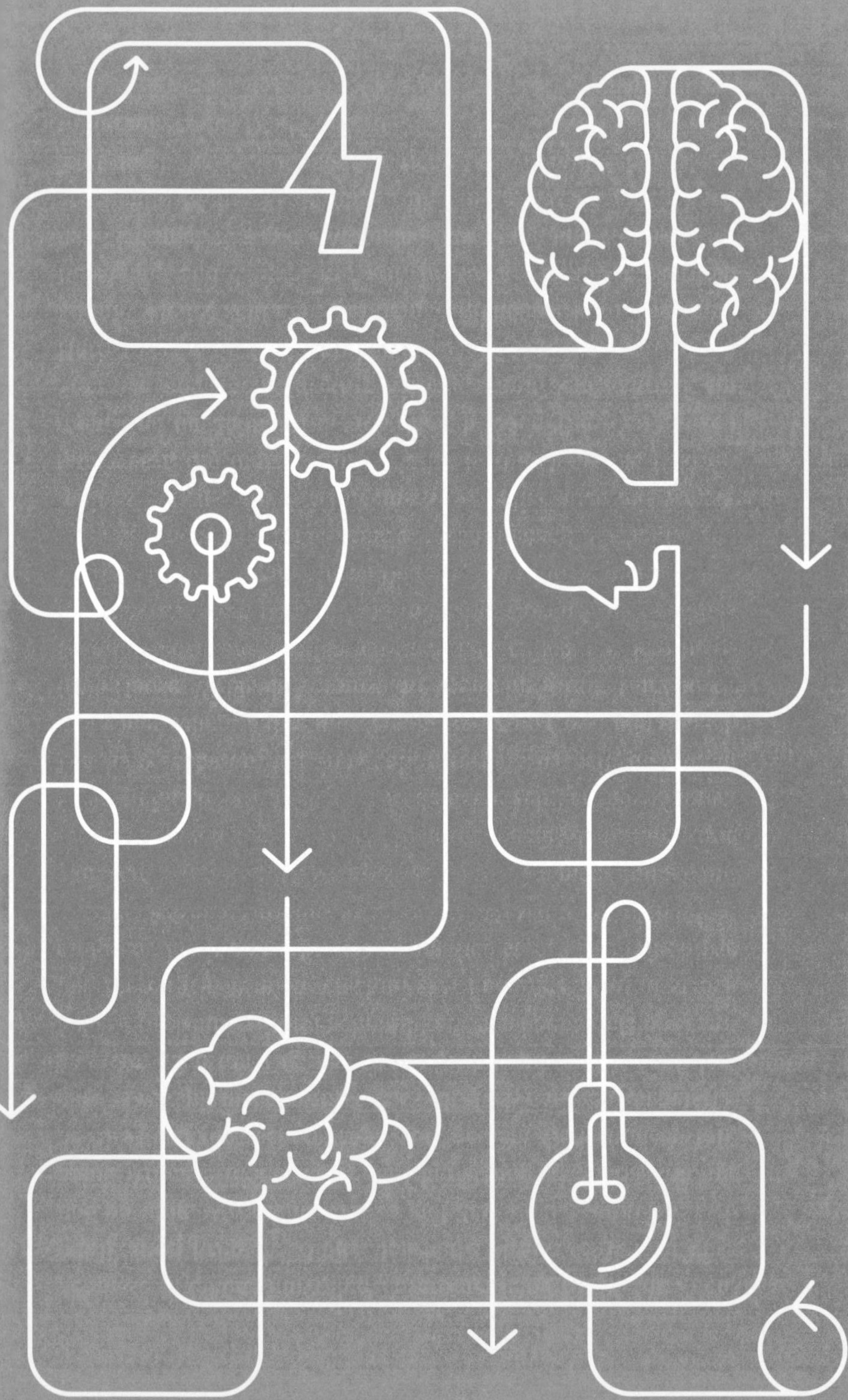

1

UNSER GEHIRN, UNSER POTENZIAL

Wie konnte es sein, dass ich als Gedächtnisforscherin nicht mehr wusste, was ich ein paar Monate vorher bereits gelesen und bearbeitet hatte? Ganz einfach: Ich hatte mein Gehirn längere Zeit schlecht behandelt, Stress und Schlafmangel hatten ihm zugesetzt, und dies hatte zu einer Fehlleistung geführt. Es war mir zu jenem Zeitpunkt natürlich nicht bewusst, dass mein Lebensstil zu schweren Folgeschäden für mein Gehirn, also für das Wichtigste, das ich habe, für mein Potenzial im Leben, hätte führen können. Ich war in der Wissenschaftsmaschinerie eines von vielen Rädchen, das sich drehte und zu funktionieren hatte. Wie es aus Sicht des Gehirns nun dazu kommen konnte und vor allem, was wir dagegen tun können, ist Inhalt dieses Buches. Aber zunächst zu den Basics, die wir brauchen, um die Mechanismen im Gehirn zu verstehen.

„Frau Macedonia, wie funktioniert eigentlich das Gehirn?"

Mit dieser mir oft gestellten Frage könnte man eine ganze Bibliothek füllen, doch die Grundlagen, um unsere Lesereise gemeinsam zu gestalten, sind recht einfach. Experten mögen mir verzeihen, wenn ich manchmal die Materie nicht vollständig behandle oder die Mechanismen vereinfache. Mein Bestreben ist es aber, dass alle Leserinnen und Leser, auch ohne Vorwissen und ohne einschlägige Ausbildung, diesem Buch folgen können und Freude am Wissen empfinden.

Das Gehirn besteht aus zwei Arten von Nervenzellen, den Neuronen und den Glia. Zusammen meistern sie unsere Wahrnehmung, unser Denken, das Lernen, das Fühlen und viele geistige Prozesse, wie die Entscheidungsfindung oder das Assoziieren, kurzum unsere Kognition, aber auch unsere Emotion. Schätzungen zufolge sind zirka 100 Milliarden Neuronen auf der Oberfläche des Gehirns, in sechs Schichten, auf der Rinde - auch Kortex genannt - angeordnet. Als Zellen weisen

Neuronen eine Besonderheit auf: Über den Zellkörper hinaus haben sie Fortsätze. Der längere Fortsatz, das **Axon**, überträgt die Information von der Zelle nach außen. Es ist sozusagen ihr „Sprechorgan“. Die kürzeren Fortsätze hingegen empfangen die Information, die von anderen Zellen kommt, und heißen **Dendriten**, abgeleitet aus dem altgriechischen Wort für Baum, *déndron*. In der Tat sehen die Dendriten ein bisschen aus wie Bäumchen, die rund um den Zellkörper wachsen. Dies geschieht während ihres ganzen Lebens dann, wenn die Zellen durch elektrische Signale erregt werden. Solche Signale stammen von anderen Zellen, die in vielen Schritten die Information, welche aus der Außenwelt kommt, durch das Netzwerk transportieren. Als Beispiel wollen wir Neuronen im auditorischen Kortex, in der Hörrinde, oberhalb unserer Ohren, beschreiben. Sie sind für Wahrnehmung und Speicherung von allem Gehörten zuständig. Nehmen wir an, wir fragen einen Passanten nach dem Weg in einer fremden Stadt. Die unbekannte

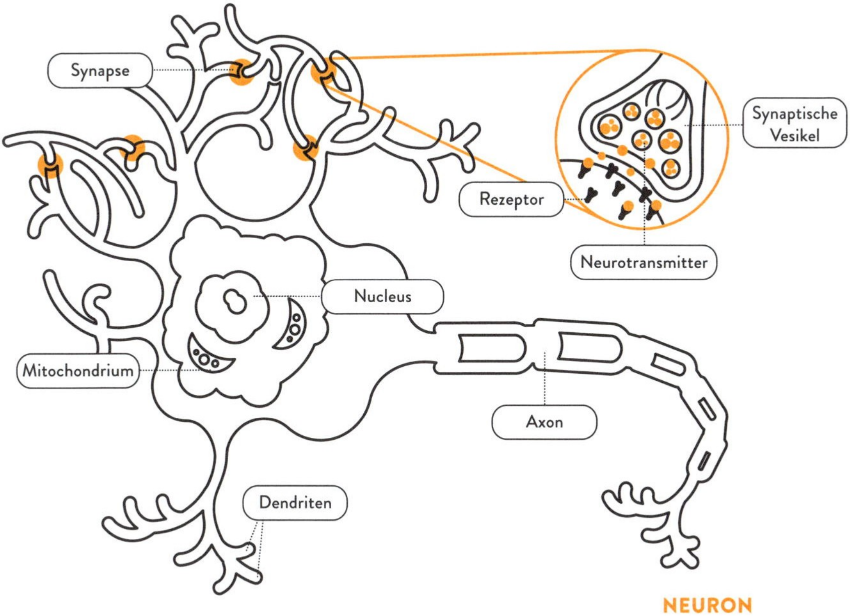

NEURON

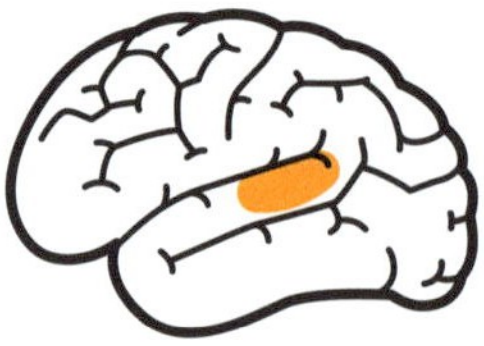

HÖRRINDE

Stimme erregt eine Gruppe von Neuronen, eine sogenannte Population. Sie verarbeiten Frequenzen und Töne, all das, was das Ohr empfangen hat, und geben die Information an andere Zellen weiter. Jede Zelle sendet und jede Zelle empfängt Information zu dieser Stimme. Nach kurzer Zeit haben alle zuständigen Neuronen im auditorischen Kortex die Information untereinander ausgetauscht und bilden Muster dieser Kommunikation. Dadurch ist die neue Stimme „gespeichert". Sollten wir den Passanten zu einem anderen Zeitpunkt hören, werden die zuständigen Gehirnzellen die Stimme wahrnehmen und als „bekannt", also bereits verarbeitet, erkennen.

Die Erregung der Neuronen, die über elektrische Impulse stattgefunden hat, hinterlässt im Gehirn Spuren: Axone und Dendriten sind gewachsen. Sie sind länger und verzweigter geworden, haben sich anderen benachbarten Axonen und Dendriten genähert. Dabei sind abertausende Kontaktstellen auf den Fortsätzen entstanden, an denen die Informationsübertragung stattfindet. Solche Kontaktstellen heißen Synapsen. Sobald Neuronen miteinander kommunizieren, sprießen die Synapsen: auf den Dendriten, am Axon, aber auch am Zellkörper selbst. Ihre Funktion ist die Informationsübertragung von Zelle zu Zelle. Dabei hat sich die Natur einen interessanten Mechanismus einfallen lassen. Der Impuls, der vom Neuron über sein Axon ausgesendet wird, ist elektrisch. Er startet in der Senderzelle, kann aber die nächste Empfängerzelle als Signal nicht

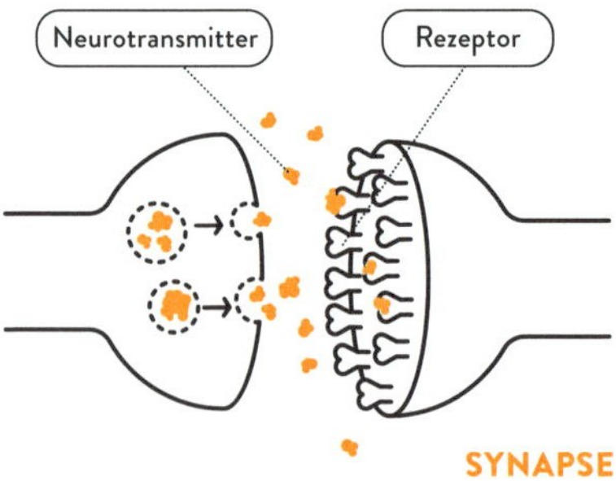

SYNAPSE

erreichen. Elektrizität kann nicht zielgerichtet von einer Zelle zur nächsten springen.

Diesen wichtigen Job übernimmt daher die Synapse: Sie übersetzt den Stromimpuls in einen chemischen Botenstoff, in einen Neurotransmitter. Als solcher entsteht er in der Senderzelle, genau genommen in der Präsynapse. In Bläschen gepackt wird der Botenstoff ausgeschüttet. Er wandert durch den synaptischen Spalt, um an die angrenzende Empfängerzelle anzudocken. Sie nimmt ihn ihrerseits auf und übersetzt ihn in ein elektrisches Signal zurück, das als solches zu den nächsten Zellen, genau genommen bis zu den nächsten Synapsen, reisen kann. Dort angekommen, geht die Übersetzung in Botenstoffe weiter und der Prozess wird jedes Mal wiederholt. Somit ermöglicht der Botenstoff die physische Überwindung des synaptischen Spaltes, die für den Stromimpuls nicht möglich wäre. Es gibt viele Arten von Neurotransmittern, die Unterschiedliches bewirken: Sie können die Kommunikation anregen, wie zum Beispiel Glutamat, aber sie auch hemmen, wie GABA (Gamma-Amino-Buttersäure), Dopamin, das sogenannte „Glückshormon“, oder Serotonin, der Botenstoff, der uns in Balance hält und den unser Gehirn in nicht ausreichendem Ausmaß produziert, wenn wir depressiv sind.

Je häufiger Neuronen Impulse empfangen und senden, also „feuern“, wie man in der Fachsprache sagt, desto stärker und dichter werden die Fortsätze, und umso zahlreicher werden die Synapsen. Somit entstehen Netzwerke, die auf ihre Art von Information spezialisiert sind. In unserem „Nach-dem-Weg-fragen“-Beispiel verarbeiten Netzwerke an einer gewissen Stelle der Hörrinde Stimmen, die wir hören, indem sie sie in Kommunikationsmuster unter den Zellen verwandeln. Mit anderen Worten: Solche Netzwerke repräsentieren unser Wissen und unser Können. Wenn wir eine Stimme kennenlernen oder andere Inhalte begreifen und aufnehmen, macht unser Gehirn nichts anderes, als Netzwerke aufzubauen.

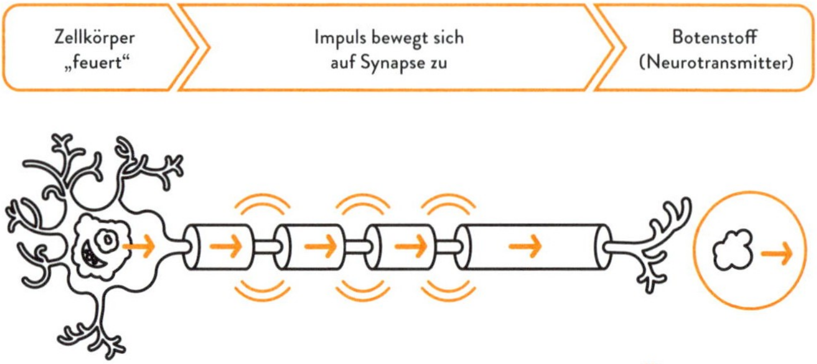

INFORMATIONSÜBERTRAGUNG

Ein Baby mit drei Monaten, das noch nicht so viele Stimmen gehört hat, wird in seiner Hörrinde Neuronen haben, welche nicht so arborisiert, also in ihren Fortsätzen nicht so verästelt, sind wie die Neuronen eines Erwachsenen. Die Netzwerke im kindlichen Gehirn werden auch weniger dicht und weniger stabil sein als jene von Menschen, die bereits länger auf der Welt sind. Da ein Baby die Stimme seiner Mama bereits im Mutterleib gehört hat, wird es schon bei der Geburt ein gut funktionierendes Netzwerk dafür haben. Dies gilt auch für die Stimmen jener Menschen, die mit der Mutter während der Schwangerschaft in Interaktion getreten sind, jedoch in einem geringeren Ausmaß. Verständlich daher, dass allein die Mutter das Neugeborene beruhigen kann, wenn es weint und eine unbekannte Stimme das Weinen sogar auslösen kann.

Werden Neuronen „in Ruhe gelassen“, also müssen sie keine Information verarbeiten, bilden sich Fortsätze und Synapsen zurück und nach einer gewissen Zeit können die Neurotransmitterbläschen den synaptischen Spalt nicht mehr überbrücken. Das erschwert die Kommunikation unter den Nervenzellen. Haben wir die Stimme des Passanten längere Zeit nicht mehr gehört, werden wir sie schwer oder gar nicht mehr erkennen. Die Neuronenverbände, die Netzwerke, die diese neue Stimme verarbeitet und sie als einzigartiges Muster gespeichert haben, haben sich – weil nicht mit Verarbeitung oder Abruf beschäftigt, also weil inaktiv – in ihrer Zusammensetzung verändert. Das Fließen der Information im Netzwerk ist nicht mehr ausreichend gegeben. Wir haben die Stimme vergessen.

Neuronen, die sogenannten „grauen Zellen", bilden hauptsächlich die Oberfläche des Gehirns, die Rinde, und machen lediglich 10 % der Gehirnmasse aus. Von da stammt übrigens auch die landläufig bekannte Wendung: „Streng deine grauen Zellen an!" Nun mag man sich aber fragen, was im Inneren des Gehirns ist, wenn Neuronen nur auf der Oberfläche sitzen. Wissenschaftler haben lange darüber gerätselt und geforscht, woraus diese geleeartige Masse, die weiße Substanz, besteht und welche Funktionen sie überhaupt erfüllt. Heute weiß man, dass sie sich aus Gliazellen und gebündelten Axonen zusammensetzt. Letztere fungieren im Inneren des Gehirns wie Autobahnen der Informationsübertragung.

Gliazellen wurden erstmals im Jahr 1858 vom deutschen Pathologen Rudolf Virchow in seinem Buch „Cellularpathologie" als Stützgerüst, als „Leim" (Altgriechisch *glia*), beschrieben, in dem die Neuronen eingebettet sind. Dass Glia aber viel mehr tun können, als Stützmasse für die Neuronen zu sein, konnte damals der Wissenschaftler nicht erahnen, weil er die entsprechenden Instrumente noch nicht hatte, um diese kleinen Zellen zu beobachten. Mit den modernen Mikroskopen haben wir heutzutage leichtes Spiel, wir wissen jetzt viel mehr über die Eigenschaften und Funktionen der Glia, wenngleich nicht alles. Eine Art davon, die Astrozyten zum Beispiel, haben bis

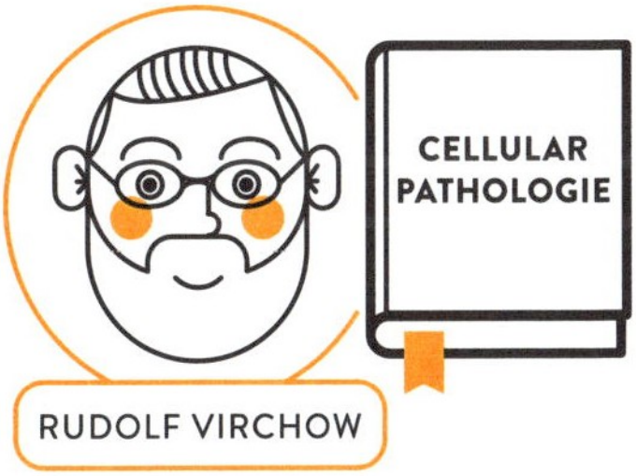

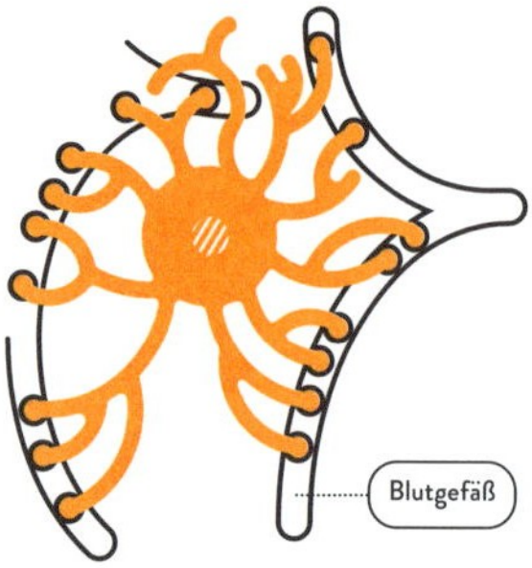

ASTROZYT

zu 30.000 Fortsätze, die sternförmig vom Zellkörper weg verlaufen, daher der Name „Sternzellen". Ihre Funktionen machen sie zu einem wahren Wunderwerk der Natur: Sie versorgen die Neuronen mit Nährstoffen (Glucose), unterstützen den Kreislauf der Botenstoffe im synaptischen Spalt und bilden die Bluthirnschranke. Die Endfüßchen ihrer Fortsätze dichten die Gefäße des Gehirns so ab, dass das Gehirnblut einen eigenen Kreislauf bildet. Dieser großartige Mechanismus hindert Krankheitserreger daran, über eine Wunde das Gehirn zu erreichen. Die Kommandozentrale wird sozusagen abgeschottet – dank den Astroglia.

Die Oligodendrozyten haben hingegen wenige Fortsätze, so wie es der Name aus dem Altgriechischen verrät: *oligos* steht für wenig und *dendron* für Baum. Ihre Funktion für die Neuronen ist faszinierend. Sobald die grauen Zellen anfangen zu feuern, also miteinander zu kommunizieren, veranlassen biochemische Signale die Oligodendrozyten, sich um die Axone zu wickeln, sie also mit ihren (wenigen) Fortsätzen zu ummanteln. Diese „Hülle", die sie bilden, die Myelinschicht, hat eine Isolierfunktion für die Axone – vergleichbar mit einer Gummischicht für Kupferdrähte bei einem Stromkabel. Je besser die Axone myelinisiert sind, desto schneller kann der Stromimpuls – also die Botschaft zwischen Zellen – sich im Netzwerk ausbreiten. Wenn wir lernen, feuern die Neuronen

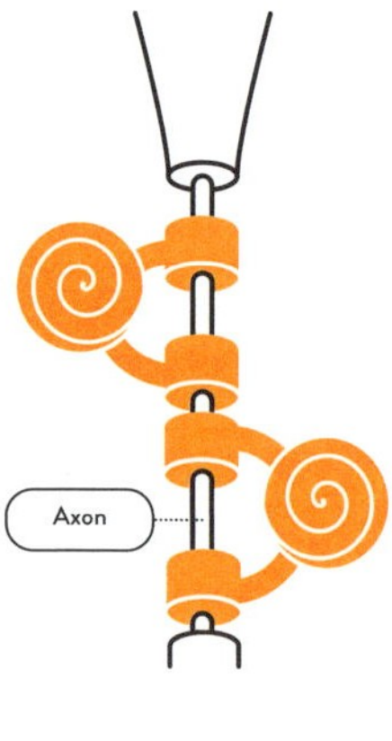

OLIGODENDROZYT

regelmäßig und wiederholt. So myelinisieren die Oligodendrozyten das Netzwerk. Dadurch ist das Wissen gut gespeichert und schnell abrufbar, ebenfalls dank den Oligodendrozyten.

Eine weitere Art von Glia soll nicht zu kurz kommen: die Mikroglia. Sie sind die kleinsten Zellen im System Gehirn und Phagozyten, also Zellen, die „fressen" können. Ihr Name kommt vom Altgriechischen *phagein* (essen). Mikroglia beseitigen Krankheitserreger, welche die Bluthirnschranke überwinden, aber auch abgestorbene Neuronen und Oligodendrozyten, so wie Putzerfische in einem Aquarium. Mikroglia haben außerdem Fortsätze, die permanent die Umgebung abtasten. Stellen sie eine Veränderung fest, können sie Erste Hilfe leisten. Zum Beispiel sind sie beim Platzen eines Gefäßes in der Lage, innerhalb von Minuten mit ihren Fortsätzen nicht nur das beschädigte Gehirnmaterial zu beseitigen, sondern das Gefäß abzudichten: So klein und so großartig sind die Mikroglia!

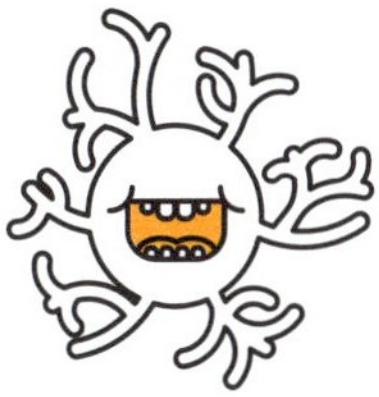
MIKROGLIA

Linke und rechte Gehirnhälfte

Zellen und ihre Funktionen bedeuten immer noch keine geistigen Vorgänge wie Denken oder Lernen. Wie und wo im Gehirn findet dann Kognition statt? Publikationen, die behaupten, unsere linke Gehirnhälfte sei analytisch und die rechte kreativ, verbreiten leider falsche Informationen zum Thema Gehirn und sind verantwortlich für die Entstehung von Neuromythen.

Echtes Wissen zu unseren geistigen Funktionen ist schon lange verfügbar. Es begann mit der Lokalisierung der Sprachareale in der zweiten Hälfte des 19. Jahrhunderts. Damals stellte der französische Neurologe Paul Broca fest, dass einer seiner Patienten, der eine grobe Verletzung an der linken Schläfe hatte, nicht mehr sprechen konnte, obwohl er Sprache verstand. Diese Gehirnregion wurde nach dem Arzt benannt, Broca-Areal[1]. Seitdem wissen wir, dass diese Hirnregion für die aktive Sprachbenutzung zuständig ist, also wenn wir einen Satz bilden und ihn auch sagen. Bei Schlaganfällen wird sie oft in Mitleidenschaft gezogen, daher erleiden Betroffene Sprachstörungen (Broca-Aphasie). Probleme mit der Sprache beobachtete in den 1870er Jahren auch Carl Wernicke, ein deutscher Neurologe, bei seinen Patienten. Diese Dysfunktionen waren aber anderer Art. Die Betroffenen konnten zwar sprechen, verstanden aber das, was ihnen gesagt wurde, nicht. Dies führte Wernicke auf Verletzungen des nach ihm benannten Areals zurück, das sich links, oberhalb des Ohrs befindet und für das Sprachverständnis zuständig ist. Eine Verletzung in diesem Areal kann die Wernicke-Aphasie[2] auslösen.

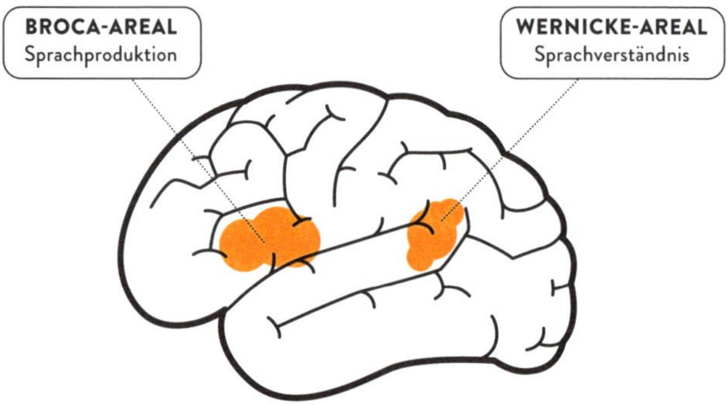

SPRACHAREALE

Viele Sternstunden der funktionellen Anatomie hat es seit der Arbeit dieser zwei Pioniere gegeben. Heute wissen wir ziemlich genau, wo viele der geistigen Funktionen stattfinden. In dieser Hinsicht hat der deutsche Neuroanatom Korbinian Brodmann einen großartigen Beitrag geleistet. Zwischen 1901 und 1910 löste Brodmann die gesamte Rinde von Gehirnen ab und untersuchte unter dem Mikroskop jeden

Quadratmillimeter davon. Dabei identifizierte er 52 Areale, die sich wegen der Anordnung der Zellen (Zytoarchitektur) eindeutig voneinander unterscheiden[3]. Diesen Feldern entsprechen meistens auch Funktionen. Mit anderen Worten, die Neuronen in den jeweiligen Feldern sind auf einen besonderen „Job" spezialisiert. Als Beispiel soll das Broca-Areal dienen, das von Brodmann in drei Felder aufgeteilt wurde: Brodmann-Areale - abgekürzt BA - 44, 45 und 47. Anfang des 20. Jahrhunderts war die Funktion dieser drei Rindengebiete jedoch unbekannt, der deutsche Neuroanatom konnte sie lediglich zytoarchitektonisch identifizieren. Es dauerte bis in unsere Tage, dank der unermüdlichen Arbeit vieler Neurowissenschaftler, darunter meiner ehemaligen Vorgesetzten am Max-Planck-Institut Angela Friederici, damit wir ruhigen Gewissens behaupten können, dass BA 44 für Syntax (Satzbau)[4] und BA 45 und BA 47 für die Semantik (Bedeutung)[5] der Sprache zuständig sind.

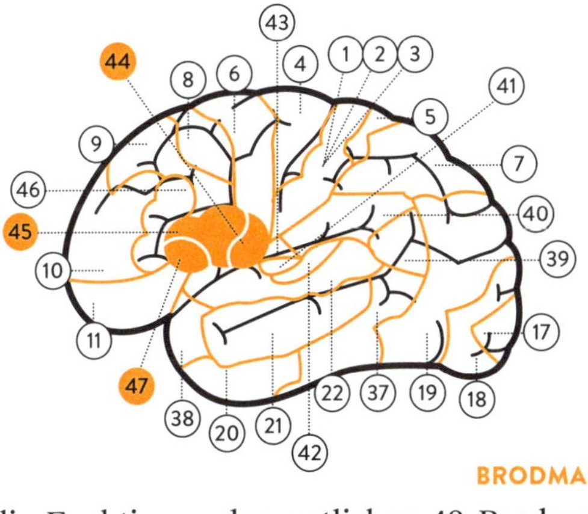

BRODMANN-AREALE

Auf die Funktionen der restlichen 49 Brodmann-Areale einzugehen, wäre zu fachspezifisch, deswegen möchte ich auf die nächste Illustration verweisen. Darin ist die Gehirnrinde in funktionelle Felder aufgeteilt. Wir erkennen die visuellen Areale (mindestens sechs an der Zahl), die Regionen für die Vorbereitung und Steuerung von Bewegung, den Tastsinn und die Körperempfindung (Somatosensorik). Darüber hinaus finden wir in der Illustration jene Gehirnregionen, die für höhere kognitive Vorgänge zuständig sind: für Sprachproduktion und Sprachverständnis, für Gefühle, Entscheidungen, assoziatives Denken und Gedächtnis, Impulssteuerung. Diese Aufzählung ist unvollständig, aber sie hilft uns zu verstehen, dass wir zumindest diese Funktionen schon lange lokalisiert haben und den Neuromythos der linken und der rechten Gehirnhälfte nun beruhigt endgültig begraben können.

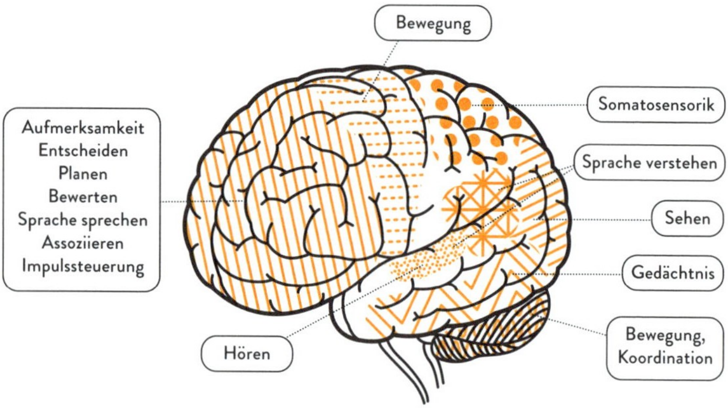

FUNKTIONEN DES GEHIRNS

Körper und Geist bilden eine Einheit

Dieses Buch beschäftigt sich mit dem Einfluss von Bewegung auf unser Gehirn und in der Folge auf unsere kognitiven Fähigkeiten. Aber wie ist es möglich, dass Körper und Geist zusammengehören?

Nahezu alle in den westlichen Ländern sind mit der Vorstellung aufgewachsen, dass unser Körper den physischen Teil unserer Person darstellt. Er ist sozusagen der Behälter für Organe – unter anderem auch für das Gehirn. Im Gegensatz zu den physischen Phänomenen unseres Körpers vollzieht sich Kognition „im Geist“. Kinder sollen in der Schule ruhig sitzen, damit der Geist ungestört zum Einsatz kommt. In der Vorstellung vieler Menschen spielen sich geistige Prozesse in einer ungreifbaren Dimension ab, weit weg vom Körper. Wem verdanken wir diese Vorstellung? Und warum halten wir an der Dichotomie – also an der Trennung – Körper versus Geist fest? Und weshalb wird sie vielerorts praktiziert, mitunter auch in der Schule?

Das Nachdenken über Leib und Seele hat bereits in der Antike begonnen[6,7]. Es galt, die Frage zu beantworten, wie Seele den Tod des Körpers überlebt und aus welcher Substanz sie besteht, um diese Trennung zu schaffen. Platon erklärte, dass mit dem Tod die Seele aus dem Körper „hinauswandern“ würde. Diese Position kam der christlichen Philosophie des Mittelalters, der Scholastik, gelegen. Die Vorstellung von der Erlösung der Seele vom Körper nach dem Tod, von dem „Wandern“ der Seele ins Paradies oder in die Hölle, untermauerte die Idee, dass zwischen physischen und mentalen Phänomenen eine Kluft besteht, zusätzlich.

In der Aufklärung bestätigte der französische Philosoph und Mathematiker René Descartes in seiner Methodenlehre[8] das Leib-Seele-Problem als Trennung von Materie und Geist. Sie stehen miteinander in Interaktion, sind aber im Grunde unterschiedliche und voneinander getrennte Systeme. Sein Satz *„Cogito ergo sum“* (ich denke, also bin ich) spiegelt diese Haltung: Mein Sein, meine Existenz gründet sich auf mein Denken. Das Sein ist laut Descartes demnach ein geistiges Phänomen.

Die Materie wird dadurch zwar nicht ausdrücklich, aber in der ganzen Haltung, in der Wertigkeit, außer Acht gelassen, letztendlich für unwichtig erklärt. Interessant ist die Begründung René Descartes’ für uns Menschen des 21. Jahrhunderts. Er schreibt in den Meditationen[9], er könne sich „klar und deutlich“

vorstellen, dass der Geist ohne Materie existiert. Diese Beschreibung, also dass er sich etwas vorstellen kann, stellt die unumstößliche Grundlage seiner Theorie dar. Heutzutage würde jeder lachen, wenn ein Wissenschaftler sich auf seine Vorstellung bezieht und keine hieb- und stichfesten Beweise erbringt. Aber so war es damals und so hat die Spaltung zwischen Körper und Geist auch ihren direkten Weg in unsere Zeit gefunden.

Selbst im 20. Jahrhundert wurde diese Position noch durch sehr prominente Geisteswissenschaftler bestätigt, die mitunter auch meinen Werdegang geprägt haben. Einer davon ist Noam Chomsky, der Vater der modernen Sprachwissenschaft. Seine Hauptthese besagt, dass Sprache nicht in Interaktion mit den Bezugspersonen gelernt wird, wie von den Behavioristen zur gleichen Zeit behauptet[10], sondern angeboren sei. Sprache entfalte sich „von selbst", ohne Lernprozess, wenn ein Kind sie in seiner Umgebung hört[11]. Chomsky, der mittlerweile einen regen Austausch mit der Neurowissenschaft pflegt, mitunter auch mit Angela Friederici[12], hat inzwischen einige Aspekte seiner ursprünglichen Theorie revidiert. Dennoch hat sie sich im Lauf der Jahrzehnte weltweit etabliert und beeinflusst nach wie vor die Art und Weise, wie wir allgemein über Körper und Geist denken.

Tatsache ist aber, dass ein Teil des Körpers – unser Gehirn – nicht nur unsere Sprache, sondern alle kognitiven Funktionen steuert. Erleidet jemand einen Schaden an seinem „Denkorgan", zum Beispiel durch einen Schlaganfall, ist es möglich, dass seine Sprache verloren geht oder sein Bewegungsapparat beeinträchtigt ist. Dasselbe gilt für degenerative Phänomene unseres Gehirns, wie Alzheimer. Ist ein Mensch betroffen, schwindet sein Gedächtnis, aber nicht nur. Seine geistigen Fähigkeiten, seine Emotionen sind irgendwann nicht mehr da.

Daher stellt unser Gehirn tatsächlich unser Potenzial dar: Ist es gesund und leistungsfähig, können wir Berge versetzen und unser Leben wunderbar gestalten. Angefangen vom Kindergarten über die Ausbildung und den Beruf: Alles hängt davon ab, wie gut wir lernen können, in der Lage sind, Inhalte zu erfassen, Multitasking zu betreiben, usw. Aber auch unser soziales Leben hängt von der Gesundheit unseres Gehirns ab: Leiden wir an Depressionen, ist unser Glück gefährdet. Uns geht es nicht gut und die Interaktion mit anderen Menschen gestaltet sich schwierig. Also hat die Pflege unseres Gehirns in jeder Lebensphase höchste Priorität, doch das lernen wir leider nirgends.

Schon die Römer sagten: „Ein gesunder Geist in einem gesunden Körper"

Wer möchte nicht sein Gehirn „tunen", um das Maximum seiner geistigen Fähigkeiten herauszubekommen? In den letzten Jahren haben auch die Pharmakonzerne diesen Wunsch wahrgenommen und dadurch neue Geschäftsfelder gewittert. So liest man regelmäßig in den Medien von Neuro-Enhancement oder Hirndoping. Darunter versteht man die Einnahme von Pharmaka, die unsere geistigen Fähigkeiten steigern sollen. Diese psychoaktiven Substanzen sind unter anderem in der Familie der Amphetamine angesiedelt, so wie die Droge Speed oder wie Metylphenidat, im Präparat Ritalin vorhanden, womit man Menschen mit Aufmerksamkeitsstörungen behandelt. Es können aber auch Medikamente sein, die in der Behandlung von Demenz zur Steigerung des Gedächtnisses eingesetzt werden, oder Antidepressiva, Beruhigungsmittel und Wachmacher, wie Modafinil, um Müdigkeit zu senken und Lernphasen somit zu verlängern. Manche dieser Substanzen sind verschreibungspflichtig, andere illegal zu erwerben[13]. Der gesunde Menschenverstand allein sagt uns, dass diese Methoden für kognitive Steigerung äußerst fragwürdig sind. Und die Forschung bestätigt, dass Amphetamine zu Suchtverhalten führen können[14]. Bei anderen Medikamenten, wie Antidepressiva oder Anti-Demenzpräparaten, sind die Langzeitwirkungen, vor allem auf junge Gehirne, nicht belegt und schwer vorauszusehen[15].

Wir leben in einer Gesellschaft, die Träume verkauft: Wir möchten im Schlaf lernen oder Gewicht reduzieren, indem wir eine Pille einnehmen und weiterhin unsere Essgewohnheiten behalten. All das, was anstrengend ist, versuchen wir zu vermeiden. Wenn uns jemand ein Wundermittel verkauft, um den steinigen Weg zu umschiffen, kaufen wir es für teures Geld. Beim Neuro-Enhancement scheint die psychoaktive Substanz attraktiver zu sein als das anstrengende Büffeln über Büchern. Ein weiterer Geschäftszweig, der jährlich Milliarden in die Konzernkassen spielt, sind Computerprogramme, die Gehirnjogging anbieten. Vor allem ältere Menschen empfinden die Notwendigkeit, gegen Probleme wie Vergesslichkeit Maßnahmen zu treffen. Vertrauensvoll kaufen sie teure Trainings. Sie sollen sie geistig fit halten, und im guten Willen werfen sie sich den Geschäftemachern an den Hals. Diese garantieren Erfolg und werben mit Studien, die sie in Kooperation mit namhaften Universitäten und Forschungszentren durchführen. Sieht man sich diese Studien im Detail an, findet man zwar Steigerungen im Trainingserfolg, jedoch keine Transfereffekte dieser Trainings auf kognitive Funktionen, welche die Anwender trainieren möchten. Im Jahr 2015 wurde aus diesem Grund der amerikanische Konzern Lumosity zu einer Geldstrafe von zwei Millionen Dollar verurteilt, weil das Versprechen zur Steigerung geistiger Funktionen haltlos war.

Zwei Jahre später erschien in der namhaften Zeitschrift *Journal of Neuroscience* eine Studie[16], in der 128 junge Erwachsene zehn Wochen lang mit Lumosity-Spielen und normalen Videogames trainiert wurden. Die Wissenschaftler mussten wiederholt feststellen, dass das Gehirnjogging weder das Gedächtnis noch die Aufmerksamkeit oder die Multitasking-Fähigkeiten der jungen Menschen verbessert hatte und dass es zwischen Training mit Lumosity und Training mit Videogames keine Unterschiede in der erbrachten Leistung gab. Auch eine kürzlich erschienene Studie[17] mit 97 Teilnehmern zeigte ähnliche Resultate: Die Wissenschaftler konnten nach acht Wochen Training keinen Transfereffekt auf Gedächtnis, Planungsfähigkeiten und logisches Denken feststellen.

Bereits die Römer sagten, *„mens sana in corpore sano"*, also ein gesunder Geist in einem gesunden Körper. Sie waren ein Volk mit einem ausgeprägten Körperkult, den sie sich von den Griechen abgeschaut hatten. Körperliche Ertüchtigung war enorm wichtig. Der Sport war ein Körpertraining zu militärischen Zwecken: Die Römer rannten, boxten, warfen den Speer und den Diskus, rangen, hoben Gewichte und übten den Fünfkampf aus. Sie spielten aber auch Ball und eine Art Tennis. Dennoch meinte Juvenal, der Verfasser dieses berühmten Spruchs, in seinen Satiren[18] nicht das, was wir heutzutage in ihn hineininterpretieren. Er empfahl den Römern, sie mögen zu den Göttern um einen gesunden Geist in einem gesunden Körper beten, statt um etwas anderes. Also wussten die Römer nicht, dass die körperliche Ertüchtigung auch einen leistungsfähigen Geist mit sich bringt. Im Grunde genommen wissen wir es erst seit wenigen Jahren, erst seitdem die Neurowissenschaft Studien zu diesen Themen durchführt.

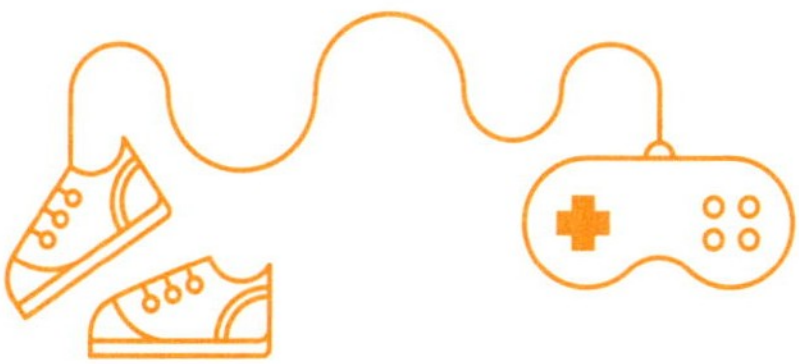

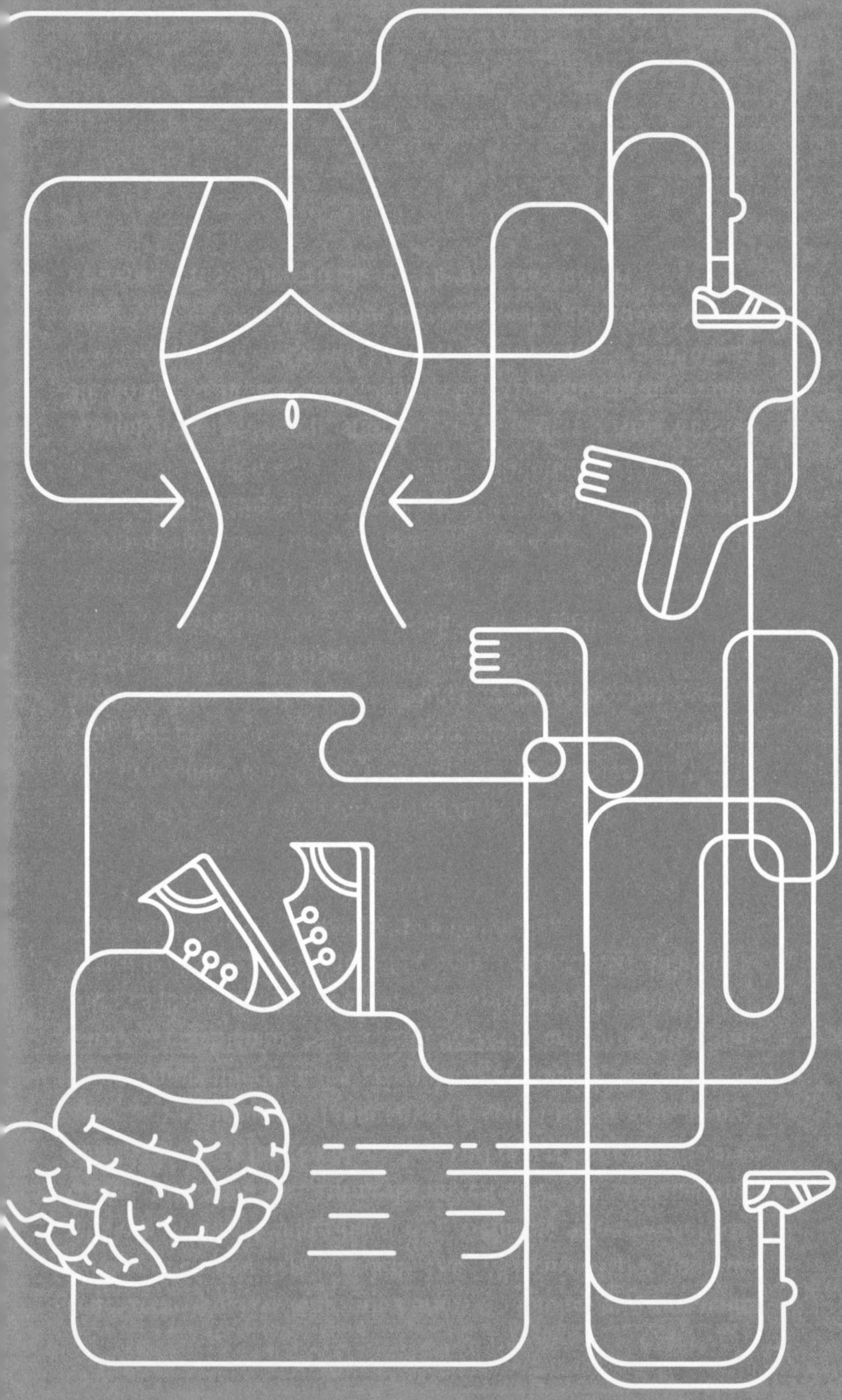

2

ICH LAUFE NICHT FÜR MEINE FIGUR, ICH LAUFE FÜR MEIN GEHIRN

In Leipzig, nach jenem Sommer auf dem Rad, kam der Winter, ein Winter, der ein sehr strenger war. Ich fing an, zu Fuß zu gehen, von meiner Wohnung bis ins Stadtzentrum und wieder zurück. Manchmal ging ich täglich zehn, auch fünfzehn Kilometer. Dann kam der Tag, als ich zu laufen begann. Ja, in der Kälte. Zuerst wenige Kilometer, dann steigerte ich mich von Woche zu Woche. Ich lief manchmal in der Früh, vor der Arbeit, manchmal abends. Aber es war Winter und um diese Zeit eisig und noch dunkel im Clara-Zetkin-Park, einer wunderschönen Anlage mit vielen alten Bäumen und einer Ausdehnung von weit über hundert Hektar. Nach einigen Monaten war ich täglich zirka zwölf Kilometer durch den Park unterwegs, auf der Runde am Kanal, am Damm vorbei, die Landschaft bewundernd. Lust zu laufen hatte ich eigentlich nie, aber ich freute mich jedes Mal auf die heiße Dusche, die mich nach dem Lauf erwartete. Ich bemerkte, dass mit der Zeit mein Schlaf besser wurde und ich die Baldriandragees nicht mehr brauchte, um abends meine Gedanken an die Statistik und an die Publikationen ruhigzustellen. Mein Körper war müde und wollte einfach nur schlafen. Und noch etwas passierte wie ganz von selbst: Mein Gedächtnis wurde von Woche zu Woche besser.

Was der Hippocampus alles kann

Was war nun in meinem Gehirn in jenen Monaten in Leipzig geschehen? Und weshalb spürte ich den Unterschied zwischen der Zeit vor dem Sport und der Zeit während des Sports so deutlich? Maren, meine Bürokollegin, hatte mir ja einen Stapel Fachartikel über den Hippocampus auf den Schreibtisch gelegt. Darin fand ich mehrere Antworten. Fangen wir mit der Frage an, welche Rolle der Hippocampus im Gedächtnis spielt.

Die Bezeichnung Hippocampus stammt aus dem Lateinischen und in der Übersetzung bedeutet es Seepferd. Die

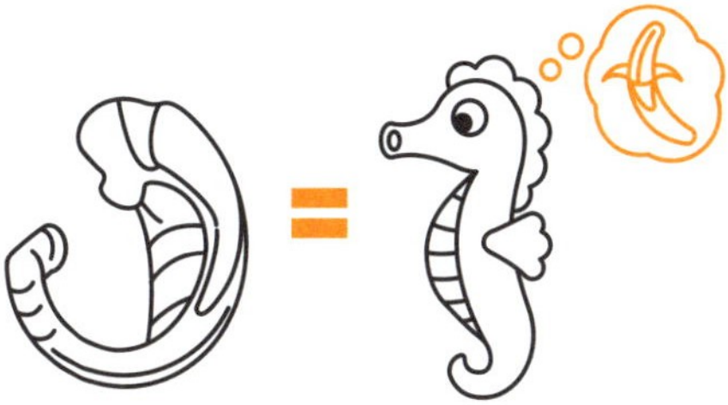

HIPPOCAMPUS

Neuroanatomen haben zugegebenermaßen große Fantasie in der Namensgebung entwickelt. Das ist auch verständlich, wenn man bedenkt, dass alle Windungen und Furchen mehr oder weniger gleich aussehen. Das Seepferdchen hat eine gekrümmte Struktur und im erwachsenen Gehirn ist es so lang wie ein kleiner Finger. Die Form erinnert uns auch an eine Banane, aber eine solche Bezeichnung hätte weniger geheimnisvoll gewirkt als das lateinische Wort. Vom Hippocampus haben wir zwei Stück, links und rechts je eines. Eingebettet in der Tiefe unseres Gehirns, mitten in der weißen Substanz, besteht das Seepferdchen aus Neuronen. Phylogenetisch, also evolutionär gesehen, handelt es sich um eine uralte „eingedrehte" Rinde[1,2]. Möglicherweise ist sie durch die Gehirnfaltung ins Innere des Gehirns geschoben worden.

Nun ist der Hippocampus für viele Aufgaben zuständig, die alle gleich wichtig sind. Fangen wir mit dem **Kurzzeitgedächtnis** an. Wie die Bezeichnung schon sagt, handelt es sich um Information, die wir kurzfristig behalten sollen. Was bedeutet „kurzfristig"? Und wie kann man das feststellen, ob man ein gutes Kurzzeitgedächtnis hat oder nicht? Die Lernpsychologie hat dafür Methoden entwickelt, sogenannte Gedächtnistests. Als ich in Leipzig die Probanden für meine Lernexperimente aussuchte, musste ich sichergehen, dass sie eine „homogene Population" bilden, wie man in der Fachsprache sagt. Damit ist gemeint, dass im Experiment die Teilnehmer in ihrer Fähigkeit, sich Inhalte zu merken, vergleichbar sind.

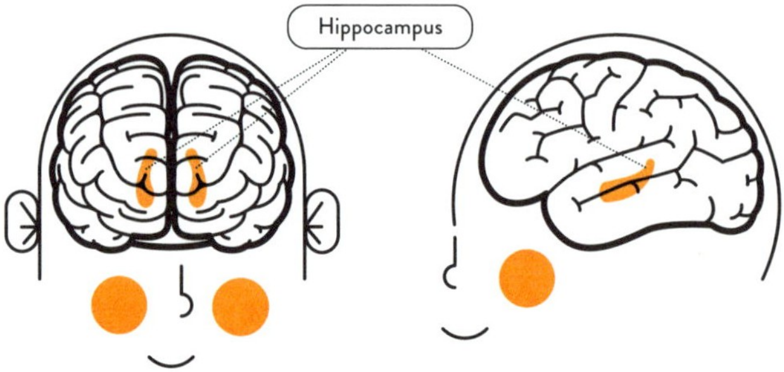

Sie mussten dafür Gedächtnis- und Intelligenztests bestehen. Personen, die ein extrem gutes oder schlechtes Gedächtnis haben, die für die durchschnittliche Bevölkerung nicht repräsentativ sind, durften demnach am Experiment nicht teilnehmen.

Zu diesem Zweck setzte ich, unter anderem, den *Memory Span Test* ein[3]. Dabei legt man dem Probanden eine dicke Mappe vor, in der Seiten mit Wörtern enthalten sind. Auf der ersten Seite steht ein Wort, auf der zweiten stehen zwei Wörter, und so weiter. Die Aufgabe besteht darin, sich so viele Wörter wie möglich in der ursprünglichen Reihenfolge zu merken, indem man blättert, vorliest und wiederholt. Beim ersten Blatt liest und wiederholt man ein einziges Wort. Das ist leicht. Auf dem zweiten Blatt stehen zwei Wörter: Man wiederholt das erste, das man im Kopf behalten hat, und die zwei neuen. Auf dem dritten Blatt stehen drei Wörter. Hier muss man Wort eins, Wort zwei und drei sowie die neuen drei Wörter vorsagen. Also steigt beim dritten Blatt die Anzahl der Wörter bereits auf sechs. Beim vierten Blatt in der Mappe hat der Proband zehn Wörter zum Wiederholen, ohne zurückzublättern, wohlbemerkt. Die Aufgabe wird also in kurzer Zeit sehr schwierig und man zweifelt bald an den eigenen Fähigkeiten.

Hier scheiden sich die Geister. Man spricht vom Millers Gesetz, nach George Miller, einem Professor an der Universität

Princeton. Er hatte beobachtet, dass der Durchschnittsmensch zirka sieben Wörter, plus minus zwei, im Kurzzeitgedächtnis behalten kann, „*The magical number seven, plus or minus two*“[4], höre ich noch meinen Doktorvater, Professor Klimesch, in der Vorlesung an der Universität Salzburg sagen. Im Lauf der Zeit hat sich herausgestellt, dass Millers Beobachtungen für den durchschnittlichen Universitätsstudenten gelten. Ich hatte auch einige wenige Probanden, die sich bis zu 25 Wörter merken konnten. Meistens handelte es sich um Juristen oder Mediziner. Diese zwei Gruppen sind ja durch das Studium gut trainiert, Begriffe zu behalten. Es gab aber auch Studenten, die nicht über vier Wörter hinauskamen. In beiden Fällen musste ich die Personen, sogenannte *High* und *Low Performers*, vom Experiment ausschließen. Zugegebenermaßen ist der Memory Span Test (auch *Digit Span Test* genannt, wenn man mit Zahlen statt mit Wörtern arbeitet) nicht so harmlos, wie er scheint! Die Resultate von diesem Test hängen außerdem davon ab, ob die Begriffe in irgendeiner Form assoziierbar sind, ob inhaltlich oder vom Wortklang her und natürlich vom Alter der Personen. Mittlerweile sind sich Gedächtnisforscher darüber einig, dass die durchschnittliche Behaltensleistung vier plus minus eins ist[5]. Also kein Grund zur Sorge!

Nun, all das, was unter „Wissen“ fällt, Namen, Listen, und so weiter, wird zunächst im Hippocampus gespeichert. Lernen wir die Namen der österreichischen Kaiser vom 16. bis zum 19. Jahrhundert, speichern wir sie kurzfristig im Hippocampus. Dasselbe gilt für die Einkaufsliste und die kleinen Details des Alltags, zum Beispiel, ob wir die Kaffeemaschine ausgeschaltet haben. Kurzfristig bedeutet beim Hippocampus von der ersten Sekunde an bis zu zirka zwei Jahren. Im Lauf dieser Zeit werden die Gedächtnisinhalte an die Gehirnrinde übertragen, in die Netzwerke, die unser ganzes Wissen und Können speichern. Dort bleiben sie dann ein Leben lang abrufbar. Nicht ausreichend relevante Informationen, wie die eingeschaltete Kaffeemaschine, verlieren wir.

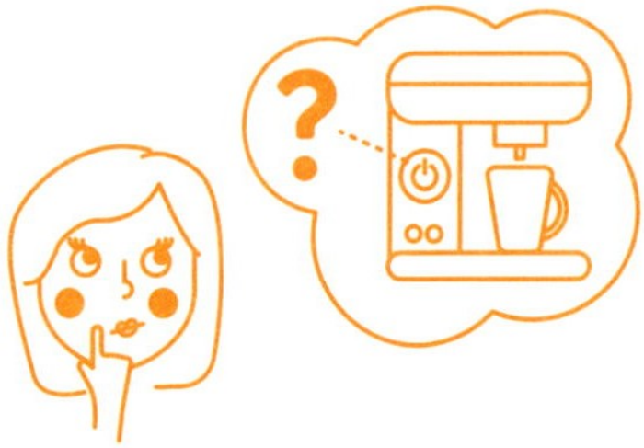

Eleanor Maguire, eine brillante britische Hippocampus-Forscherin, hat herausgefunden, dass die Inhalte sich innerhalb des Hippocampus mit der Zeit aus ihm hinausbewegen, um an die Gehirnrinde weitergeleitet zu werden[6]. Wie konnte sie das? Sie ließ ihre Probanden drei Videos im Kernspintomographen anschauen, die Szenen aus dem Leben der Probanden zeigten. Dadurch konnte sie jene Stelle im Hippocampus identifizieren, die beim Beobachten der Szene aktiv wurde, in der diese Inhalte gespeichert waren. Diesen „Job" übernehmen große Populationen von Neuronen, die beim Reiz aktiv werden.

Die Wissenschaftlerin wiederholte das Verfahren drei Mal zu verschiedenen Zeitpunkten und beobachtete, dass sich die Stellen, wo Aktivität zu verzeichnen war, im Lauf der Zeit räumlich verschoben. Maguire kam zur Einsicht, dass eine Erinnerung innerhalb der zwei Jahre den Hippocampus durchreist, um dann ihren endgültigen Platz auf der Rinde zu finden. Den Vortrag zu diesem faszinierenden Experiment hörte ich im Jahr 2014 in Seattle. Bis heute begeistert mich Eleanor Maguires Entdeckung. Es ist leicht nachvollziehbar, dass ein gutes Kurzzeitgedächtnis die Basis für ein gutes Langzeitgedächtnis darstellt, und das wiederum ist die Basis für Erfolg in der Schule und im Beruf.

Eine weitere Art von Gedächtnis ist im Hippocampus angesiedelt, das räumliche Gedächtnis[7]. Im Seepferdchen befindet sich ein großartiges System der Ortskartierung mit sogenannten Platzzellen[8]. Dabei handelt es sich um Zellen, die für gewisse Punkte im Raum zuständig sind: zum Beispiel, wenn wir in einer fremden Stadt vom Hotel in ein Museum gehen, für die Kreuzung, die wir überqueren, das Restaurant an der Ecke, das Blumengeschäft gegenüber vom Restaurant, und so weiter. Die Platzzellen bekommen Input von unseren Sinnen, in erster Linie aus den Augen. Verändert sich die sensorische Wahrnehmung – also kommen wir nach zwei Jahren wieder zu jenem Museum und sehen die umgestaltete Fassade bzw. den neuen Vorplatz –, erkennen wir den Ort erst beim zweiten Hinsehen, weil die Platzzellen ursprünglich ein anderes Muster zu diesem Ort gespeichert haben. Die neue Information führt zu einer Veränderung im Verhalten der Platzzellen, die für das Museum zuständig sind. Sie feuern in umgestalteter Besetzung, manche Zellen verlassen den Verband, andere kommen hinzu.

Studien zeigen, dass Platzzellen auch von einer anderen Quelle im Gehirn ihre Information beziehen, und zwar von den Geruchszentren[9], hauptsächlich vom sogenannten Gyrus Piriformis, einer Struktur hinter den Augen, die an die Form einer kleinen Birne erinnern soll, so die lateinische Bezeichnung.

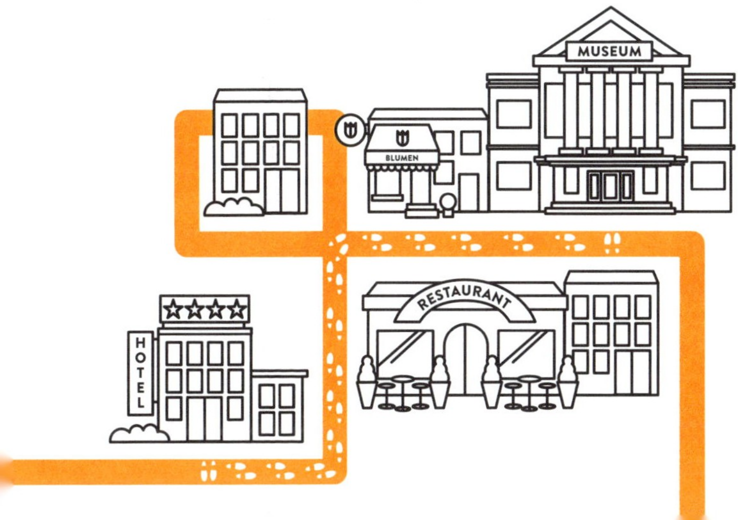

Interessant ist dabei, dass zwischen dem Seepferdchen und der kleinen Birne eine Menge anatomische Verbindungen bestehen, die diese Kommunikation überhaupt erst ermöglichen. Dass Platz und Geruch zusammenhängen, zeigen uns Hunde allzu deutlich, wenn sie beim Spaziergang zielgerichtet auf die Riechspur des Feindes oder Freundes zugehen, die sie am Vortag gerochen haben. Auch wir haben den Kopf voll mit Gerüchen, von Orten, Städten, Häusern. Paris in der Früh, an einem Sommertag, wenn die Straßen gewaschen werden, riecht nicht wie Wien oder wie Rom. Und London duftet wieder ganz anders. Unbewusst speichern und verbinden wir einen Ort mit einem Geruch, tagein, tagaus, weil die Platzzellen sich am Input unserer Sinnesorgane bedienen.

Dazu eine Anekdote: Vor ein paar Jahren schnupperte ich mich am Frankfurter Flughafen durch die Parfumwelt des Duty-Free-Shops. Als ich an einer violetten Flasche roch, sah mein inneres Auge das damalige Schlafzimmer meiner Großmutter und ihre Holzkommode, jene mit den drei Schubladen. Darauf stand eine Flasche Parfum, die zwar nicht so aussah wie jene, die ich in der Hand hielt, die aber dennoch so roch. Das war doch dasselbe Parfum, mit dem sich meine Oma jeden Sonntag vor dem Kirchgang einsprühte, *Violetta di Parma*, zu Deutsch Veilchen aus Parma. Interessant ist für mich im Nachhinein, dass ich bei der Geruchswahrnehmung nicht meine Großmutter, sondern die dunkle Marmorplatte mit dem weißen gehäkelten Spitzenuntersetzer sah, auf der die Parfumflasche während meiner ganzen Kindheit und Jugend unbeirrt stand. Wie oft hatte ich als Mädchen daran gerochen?

Platzzellen brauchen nicht nur visuelle Information zu Orten, sondern auch die Gerüche dazu. Damit bauen sie eine mentale, genaue Darstellung des Raums, in dem wir uns bewegen. John O'Keefe hat folgerichtig im Jahr 2014 für die Entdeckung der Platzzellen den Nobelpreis für Physiologie bekommen.

Vielleicht haben Sie sich gefragt, wie man feststellen kann, welche Zellen im Hippocampus aktiv werden. Dies macht man mit einer Methode, die man als Elektroenzephalographie bezeichnet. Dabei leitet man die elektrische Aktivität der Zellen ab, die auf einen Reiz reagieren, wenn sie also feuern. Im Fall der Platzzellen eignet sich die Einzelzellenableitung, die großer Expertise bedarf, obwohl sie schon fast hundert Jahre alt ist. Edgar Adrian, ein englischer Baron, der an der Universität Cambridge forschte, führte die ersten Experimente in den zwanziger Jahren des vorigen Jahrhunderts durch[10] und erhielt dafür 1932 den Nobelpreis. Für die Einzelzellenableitung muss man die Platzzellen finden und eine Mikroelektrode darin einsetzen. Sie ist ein hauchdünner Faden aus Glas, Platin oder Wolfram, dem Schwermetall, aus dem ja auch die Glühwendel in Leuchtkörpern besteht. Die Mikroelektrode ist in der Lage, die Antwort der Zelle auf einem Platz, für den sie zuständig ist, zu registrieren und nach außen zu übertragen.

Im Jahr 2006 habe ich an der Universität Jyväskylä, mitten in der finnischen Seenplatte, einen EEG-Workshop zu diesem Thema besucht. Im Labor nahmen wir Kontakt mit zahmen Ratten auf und lernten, wie man die Implantation durchführt. Sie findet bei wachen Tieren statt, denn das Eingreifen in das Gehirn ist komplett schmerzlos. Im Gehirn sind keine Nerven. Mit den implantierten Elektroden und den Drähten versehen, die den Impuls zu einem Verstärker übertragen, wurden die Ratten in ein Labyrinth gesetzt. Wenn sie die Gänge erkundeten, sah man am Computerbildschirm, welche Zellen an welchen Stellen des Labyrinths aktiv wurden. Ich war fasziniert. Zu Ihrer Beruhigung: Meine Tätigkeit in diesem Workshop beschränkte sich auf das Beobachten der Lehrkräfte und das Streicheln der Tiere vor der Aufgabe im Labyrinth. Ich habe zum Glück keine Platzzellen im Hippocampus suchen brauchen.

Das mit den Platzzellen ist aber nur die halbe Wahrheit, denn Platzzellen können den Job der Kartierung nicht alleine erledigen. Sie brauchen dazu die Gitterzellen[11]. Diese teilen den Raum, in dem wir uns bewegen, in eine Art Koordinatensystem auf, so wie die GPS-Punkte im Auto-Navigationssystem. Die Gitterzellen befinden sich jedoch nicht im Hippocampus, sondern auf der Gehirnrinde, im Gyrus Parahippocampalis. Der Name spricht für sich: *Gyrus* steht für Windung, das Altgriechische *para* für neben, und im letzten Teil des Wortes steckt der Hippocampus drin. Das ist also die Windung neben dem Hippocampus. Die Nähe beider Gehirnstrukturen ist erwartungsgemäß noch nicht alles: Zwischen ihnen sind unzählige anatomische Verbindungen, die die Zusammenarbeit ermöglichen, sodass die Information zwischen Platz- und Gitterzellen ständig ausgetauscht wird[12]. Erst durch den Austausch bekommen wir eine detailreiche Darstellung der Umgebung, in der wir uns gerade bewegen und in unserem ganzen Leben bewegt haben[13,14]. Die Entdeckung der Gitterzellen fand in der Arbeitsgruppe des norwegischen Forscherpaars Edvard und May-Britt Moser 2005 an der Universität Bergen statt. Die beiden waren 1995 nach ihrem Doktorat nach London gegangen und hatten bei O'Keefe am University College gelernt, wie man die Aktivität von Platzzellen im Hippocampus misst: Auf ihrer Walz waren sie also beim großen Meister gewesen. Mit ihm gemeinsam erhielten die Mosers 2014 den Nobelpreis. So wurden zwei Meilensteine der Forschung im Bereich des räumlichen Ge-

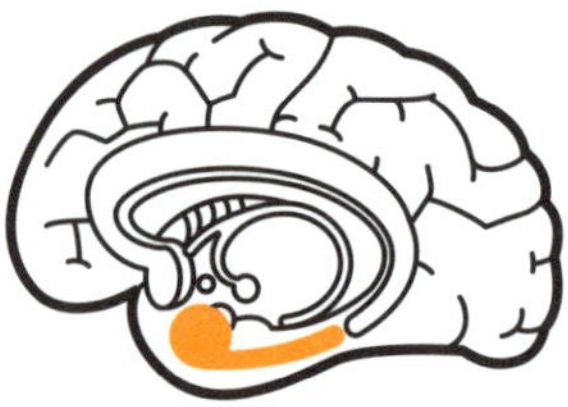

GYRUS PARAHIPPOCAMPALIS

dächtnisses von der höchsten Wissenschaftsautorität zusammen besiegelt, weil sie zusammengehören.

Im Oktober 2015 war ich in Chicago auf der Konferenz der Society for Neuroscience, mit zirka 35.000 Teilnehmern, einer der größten weltweit. Dort hatte ich das Privileg, dem brillanten Hauptvortrag von May-Britt Moser beizuwohnen: Sie berichtete mit echter Forscherinbrunst vor 7.000 Personen in einer Riesenhalle des Kongresszentrums, wie ihre Arbeitsgruppe zu diesen großartigen Ergebnissen gekommen war. Bescheiden erzählte sie, dass weder sie noch ihr Mann aus akademischen Familien stammen, und auch von ihrem ersten Labor, einem Kriegsbunker im Keller der Universität Trondheim, wo sie „Mädchen für alles“ waren: Sie führten die Messungen im Gehirn der Tiere durch und putzten ihre Käfige. Also wie man so schön sagt, haben die Mosers den Job von der Pike auf gelernt und es bis zum Nobelpreis geschafft. Im Publikum waren die meisten von uns durch so viel Ehrlichkeit und Authentizität in den Ausführungen gerührt und gleichzeitig wertschätzend erfreut, dass May-Britt und ihr Mann durch diesen Preis in den Forschungsolymp aufgestiegen sind.

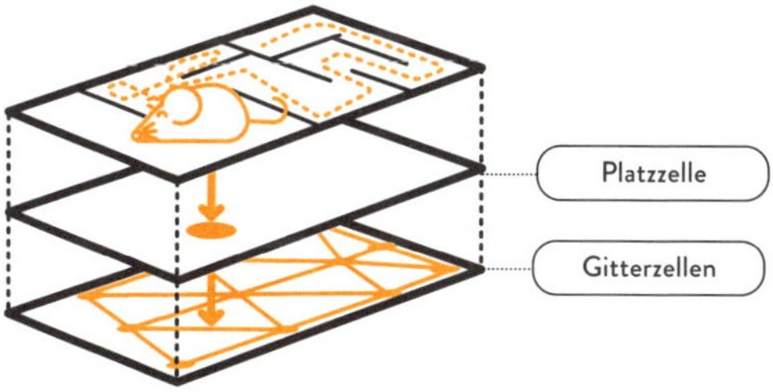

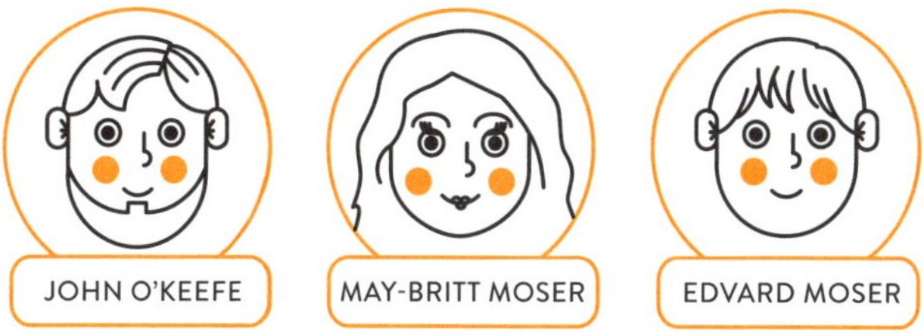

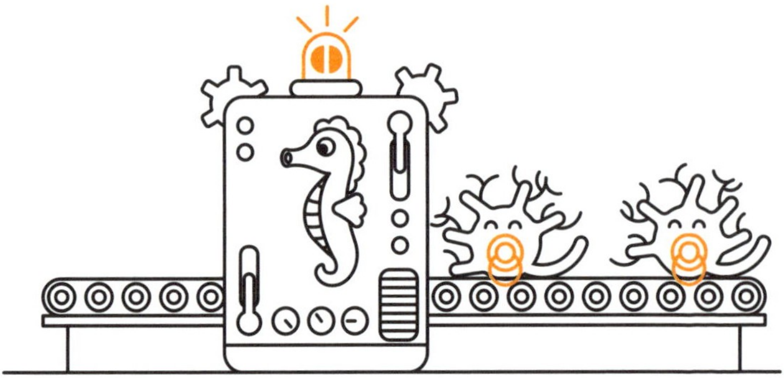

Mit dem Hippocampus ist die Geschichte jedoch noch lange nicht zu Ende! In ihm passiert noch ein großartiges Phänomen: die Neurogenese. Das Wort steht für „Geburt neuer Neuronen". Jeder weiß, dass sich das Gehirn während der fötalen Entwicklung bildet und die Neuronen entstehen. Dass aber an einer besonderen Stelle des Hippocampus, im *Gyrus dentatus*, in der gezahnten Windung, so lautet die Übersetzung, sich jeden Tag unseres Lebens neue Zellen bilden, die dann zu Neuronen werden, lässt noch heute viele staunen[15]. Interessant ist dabei, dass von der gezahnten Windung die Stammzellen wie auf Schienen auf den Fortsätzen von Gliazellen wandern, in jene Regionen des Gehirns, wo sie gebraucht werden. Dort nehmen sie ihre endgültige Form und Funktion an. Warum sollen Neuronen ein ganzes Leben nachgebaut werden? Weil sie im Lauf des Lebens auch teilweise kaputtgehen, wenn wir - zum Beispiel - Alkohol trinken, zu wenig schlafen, wenn wir eine Verletzung im Gehirn erleiden, eine Krankheit haben und so weiter. Neue Neuronen sind das Material, mit dem am Gehirn Reparaturen und Instandhaltungsarbeiten durchgeführt werden, im übertragenen Sinn vergleichbar mit neuen Ziegeln für ein Haus, das in die Jahre gekommen ist[16].

Die Instandhaltung ist aber nicht die einzige Aufgabe für die Neurogenese. Wenn wir etwas verstärkt tun, beanspruchen wir die Neuronen in einer bestimmten Region. Nehmen wir an, wir lernen eine Fremdsprache und betreiben diese Aufgabe täglich eine Stunde. Nach kurzer Zeit werden die Zellenverbände im Broca-Areal, also jener Gegend, die für Sprache zuständig ist, Verstärkung brauchen, um die hereinkommende Information optimal zu verarbeiten und zu speichern. Signale, die Neuronen im Broca-Areal aussenden, empfängt der Hippocampus. Sie regen ihn zur verstärkten Produktion neuer Stammzellen an, die vom Gyrus dentatus, also der gezahnten Windung, in die Sprachregion „hinauswandern" und am Zielort zu Neuronen werden[17,18].

Ein Experiment von Bogdan Draganski, einem ehemaligen Kollegen am Max-Planck-Institut in Leipzig, ließ 2008 die Welt aufhorchen[19]. Bis zu jenem Zeitpunkt dachte man, dass Training die Verbindungen unter Neuronen verändern konnte, jedoch nicht die Struktur der grauen Substanz selbst. Vor Experimentbeginn vermaß Draganski die Stärke und Dichte der Gehirnrinde aller Probanden. Danach unterteilte er sie in zwei Gruppen: Eine Gruppe trainierte drei Monate lang im Jonglieren die Drei-Ball-Kaskade, die andere tat dies nicht. Danach wurde erneut eine strukturelle Gehirnaufnahme von den Probanden gemacht. Das Resultat verblüffte alle: Bei den Jonglierern waren Veränderungen in jenen visuellen Arealen aufgetreten, die für die Verarbeitung komplexer Bewegung zuständig sind. Wohlbemerkt waren diese Veränderungen nicht nur in der Funktion, sondern – und das überraschenderweise – in der Struktur des Gehirns aufgetreten. Fazit: Training verstärkt die Struktur des Gehirns. Ohne Zufuhr von neuem Zellmaterial aus dem Hippocampus wäre das aber nicht möglich[20]!

Interessant ist in diesem Zusammenhang, dass die Entdeckung der Neurogenese bereits auf das Jahr 1965 durch

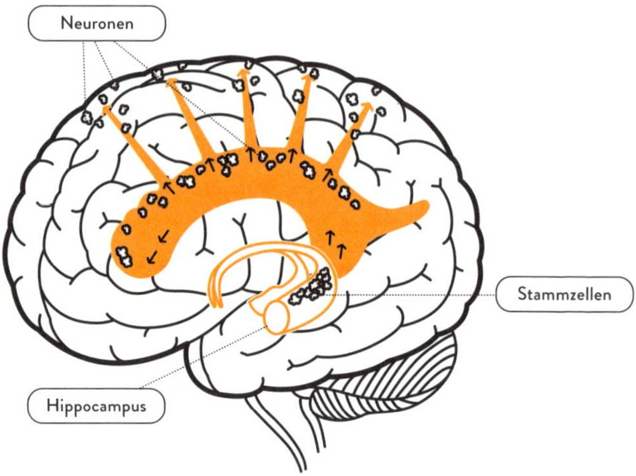

NEUROGENESE

Altman und seinen Kollegen Das zurückzuführen ist[21]. Die beiden Forscher beschrieben das Phänomen an erwachsenen Ratten. Sie stellten sich damit gegen das Dogma der damaligen Zeit, wonach mit der Geburt die Anzahl der Neuronen ein für alle Mal bestimmt sei. Was aber machte die Forschergemeinschaft, die sogenannte *Community*, mit der Entdeckung von Altmann und Das? Sie ignorierte sie schlichtweg! 1977 versuchte sich ein weiterer Wissenschaftler, Kaplan, wieder an Ratten und bestätigte die Ergebnisse von Altman und Das mit einem Artikel in der Zeitschrift *Science*[22]. Kaplan erging es ähnlich wie später dann auch noch Nottebohm[23], der die Neurogenese an Vögeln belegte. Mainstream blieb die Annahme: Es gäbe vielleicht eine Neurogenese in „niedrigen" Tierarten, aber nicht in Säugetieren. Und wissen Sie, wann die Arbeiten zur Neurogenese in Säugetieren - somit auch im Menschen - anerkannt wurden? Erst Ende der neunziger, Anfang der zweitausender Jahre, mit den Arbeiten von Elisabeth Gould[24,25] und Peter Eriksson[26]. Seitdem lässt die Community dieses Wissen gelten und Forschung in diesem Bereich wird gefördert. Im Jahr 2018 sind wir sogar so weit, dass wir die Neurogenese *in vivo*[27], also im lebenden Tier, mit einer speziellen Technik nachweisen können. So ändern sich die Zeiten. Die Wissenschaft hat viele solche Geschichten zu bieten, große Irrtümer, die uns unnötig länger im Unwissen haben tappen lassen, weil die Gurus einer Szene anderer Meinung waren und die Macht dort bleiben sollte, wo sie war.

Der Hippocampus schrumpft

Sind Sie vom Hippocampus und all seinen Fähigkeiten auch schon begeistert? Es gibt aber eine dunkle Seite zur schönen Geschichte vom Seepferdchen: Ab dem 20. Lebensjahr schrumpft es jedes Jahr um 1 bis 2 %[28,23]. So wie alle Bereiche unseres Körpers kommt auch unser Gehirn in die Jahre. Die Schrumpfung geht naturgemäß mit einem langsamen, am Anfang kaum wahrnehmbaren Abfall der geistigen Fähigkeiten einher. Wir spüren sie nicht mit fünfundzwanzig Jahren, auch nicht mit dreißig. Aber mit vierzig haben wir schon mindestens 20 % dieser wichtigen Gehirnstruktur verloren und es fällt uns von Jahr zu Jahr schwerer, etwas Neues zu behalten.

Haben Sie sich schon gefragt, warum viele Über-45-Jährige eine Abneigung gegen Computerfortbildungen haben? Weil ihnen das Speichern mehrerer Abläufe hintereinander in der Bedienung der Software schwerfällt. Viele Über-50-Jährige möchten am liebsten auch zum Handy zurück, weil die Bedienung des Smartphones sie (über)fordert. In diesem Alter haben fast alle mit den vielen Passwörtern, neuen Eigennamen und Gesichtern Schwierigkeiten. Auch Menschen, die eine Fremdsprache lernen, tun sich nicht leicht. Sofern die vielen neuen Wörter sich mit Eselsbrücken, also Assoziationen, lernen lassen, geht es. Aber wenn nicht, ist es mühsam, und ein paar Tage, nachdem die Wortliste ausgelernt ist, ist sie schon wieder lückenhaft. Man muss ständig wiederholen: eine Sisyphusarbeit, die Fremdsprache ab einem gewissen Alter! Die Situation ist klar: Unser Gedächtnis, das stark vom Hippocampus und vom Gyrus Parahippocampalis getragen wird, verliert mit dem Älterwerden leider auch zunehmend seine Leistungsfähigkeit.

Oh Gott, auch die Rinde wird dünner!

Schrumpft nur der Hippocampus? Leider nicht. Gleichzeitig mit dem Hippocampus schrumpfen auch viele Gebiete der Gehirnrinde[29], manche mehr, andere weniger, auch die weiße Substanz, altersbedingt um zirka 10 bis 15 %[30]. Und selbstverständlich geht ein Verlust der Gehirnmasse mit einem Verfall unserer allgemeinen kognitiven Fähigkeiten einher[31].

Sie werden sich fragen, warum die Evolution keinen Mechanismus entwickelt hat, das aufzuhalten. Chet Sherwood, ein evolutionärer Neuroanatom, und seine Kollegen haben versucht, dies zu beantworten. Indem sie das Schrumpfen des Gehirns von Menschen und Schimpansen verglichen, konnten sie feststellen, dass Affen dem Menschen gegenüber in dieser Angelegenheit privilegiert sind. Bei ihnen schrumpft das Gehirn im Alter bei Weitem nicht so stark wie beim Menschen.

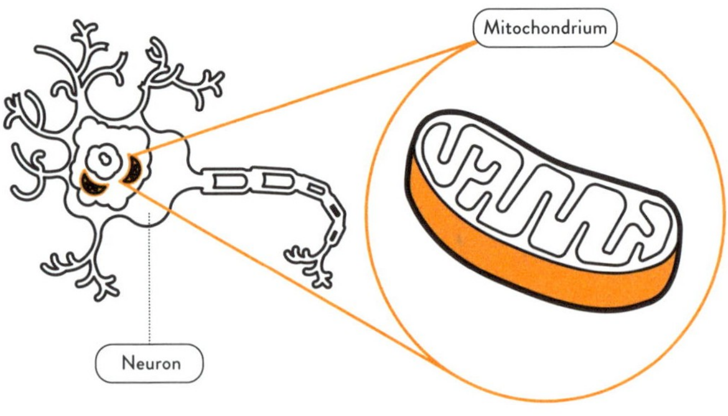

Die Erklärung sehen die Wissenschaftler im Innenleben der Gehirnzellen, worin sich die Mitochondrien befinden. Sie sind die Energielieferanten der Zelle, wahrhaftig kleine Kraftwerke. Je mehr Energie eine Zelle braucht, wie zum Beispiel eine Muskelzelle, umso mehr Mitochondrien hat sie. Mitochondrien können bis zu 40 % des Zellvolumens ausmachen.

Nun meint Chet Sherwood in seiner Studie[32], dass die menschlichen Gehirnzellen durch die starke Beanspruchung, denen wir sie aussetzen, mehr Energie abverlangen als die unserer Affenverwandten. Darüber hinaus sind menschliche Gehirnzellen, aufgrund der Lebensdauer, die wir mittlerweile erreicht haben, mehr oxidativem Stress ausgesetzt als jene der Tiere. Alles in allem läuft unser Gehirn andauernd auf Hochtouren und für sehr lange Zeit. Das führt zu einem hohen Verschleiß der kleinen Kraftwerke, der Mitochondrien, die ihren Dienst nicht mehr so gut versehen. Die Konsequenz: Im Alter bekommen viele Gehirnzellen nicht mehr genug Energie und sterben ab. Und das reduziert die Gehirnmasse.

Bei diesem Szenario werden Sie womöglich an die Reparaturmechanismen der Rinde durch neue Neuronen gedacht haben, die aus dem Hippocampus kommen. Aber bedenken wir, dass im Alter auch der Hippocampus nicht mehr der Jüngste ist. Er ist auch schon geschrumpft und seine Effizienz lässt zu wünschen übrig. Jetzt kann ich mir gut vorstellen, dass Sie auch so wie ich ein bisschen Angst um Ihren Hippocampus und Ihre Rinde bekommen haben. Was sollen wir tun, um das Seepferdchen auf Trab zu halten? Ich verrate es Ihnen!

Den Hippocampus auf Trab halten

Wenn Ihnen jemand erzählt, dass die Pille für Ihren Hippocampus erfunden worden ist, glauben Sie es nicht. Aber es gibt wohl ein Wundermittel dafür: aerobe Ausdauerbewegung.

Erinnern Sie sich an meinen täglichen Zwölf-Kilometer-Lauf in Leipzig, den ich entweder um 6 Uhr in der Früh oder um 7 Uhr am Abend absolvierte? Wie hatte ich diese Streckenlänge gewählt? Ich wollte einfach eine schöne abwechslungsreiche Runde laufen, eineinhalb bis zwei Stunden unterwegs sein, nicht zu viel, nicht zu wenig. Es musste für mich einfach passen. Dabei war es mir wichtig, nicht völlig erschöpft nach dieser Runde nach Hause zu kriechen, höchstens erfrischt, verschwitzt und in guter Laune, um mich dann heiß zu duschen, danach ins Büro zu gehen oder mir einen schmackhaften Teller Nudeln zu kochen.

Laut Wikipedia ist Ausdauer die „motorische Fähigkeit, eine bestimmte Intensität (zum Beispiel die Laufgeschwindigkeit) über eine möglichst lange Zeit aufrechterhalten zu können, ohne vorzeitig körperlich beziehungsweise geistig zu ermüden, und sich so schnell wie möglich wieder zu regenerieren". Ja, mein Laufen könnte durch diesen Begriff gut definiert werden. Dabei kann ich mich an die Diskussionen mit Michael erinnern, meinem damaligen Partner, einem Triathleten. Er lief manchmal mit mir und wollte mein Tempo steigern. Das wollte ich aber nicht: Mein Läufchen war eine Begegnung mit meinem Körper, mit der Natur und mit meinem Hippocampus, dem ich Gutes tun wollte, an der frischen Luft. Ich lief ja nicht, um für einen Wettkampf zu trainieren, und auch nicht, um abzunehmen!

Ohne es wirklich zu bemerken, wurde ich von Woche zu Woche besser. Ich ermüdete langsamer und wurde schneller. Ich steigerte mich, ohne es zu beabsichtigen, sodass ich an gewissen Tagen – wenn ich gut geschlafen und genug Kohlenhydrate in den Muskeln hatte – die Runde sogar in einer Stunde schaffte. Ich lief also 12 km/h, was nicht einmal so langsam ist. Aber all das ohne Druck, nur weil mein Körper Lust dazu hatte. Und all das war strikt aerob, also mit ausreichender Sauerstoffzufuhr, im Freien.

Wenn wir intensive Bewegung betreiben, kommt die Kraft, also die Energie, die wir dazu brauchen, über die Luft, die wir einatmen, und den Sauerstoff, der darin enthalten ist. Steigern wir die Belastung, atmen wir schneller, um mehr Sauerstoff zu bekommen. Es kann aber sein, dass wir dennoch nicht genug davon abkriegen. Dann bewegen wir uns im anaeroben Bereich, in dem der Körper eine defizitäre Sauerstoffzufuhr bekommt. Das ist es, was wir oft empfinden, wenn wir Sport ohne Progression betreiben, uns – zum Beispiel – beim ersten Lauf Ziele stecken, die zu hoch für unsere physische Kondition sind.

Im Hochleistungssport wird häufig anaerobes Training praktiziert, aber für uns ist das irrelevant. Alle Ausführungen in diesem Buch betreffen die aerobe Bewegung und die neurowissenschaftliche Forschung der letzten Jahre dazu. Um es zu verdeutlichen: Hier geht es um moderate Bewegung, die für jede und jeden von uns unterschiedlich zu definieren ist. Für mich ist das derzeit ein Zehn-Kilometer-Lauf, für einen Profi-Athleten eine andere Distanz in einer anderen Geschwindigkeit, für Menschen, die sich bisher wenig bewegt haben, vielleicht ein Spaziergang von zwei Kilometern an der frischen Luft – zum Beispiel nach dem Fertiglesen dieses Kapitels. Es gilt vor allem die Maxime: Aerobe Bewegung soll uns guttun, wir sollen uns dabei wohlfühlen. All das, was uns anaerob werden lässt, ist unangenehm, anstrengend und wir werden es bestimmt nicht lange tun oder für immer vermeiden. Das ist nicht unsere Absicht!

Zurück zum Hippocampus. Die Fachliteratur ist eindeutig: Aerobe Bewegung hält unser Seepferdchen fit[33]. Henriette van Praag, eine Forscherin am National Institute of Health in Baltimore (USA), publizierte 1999 eine bahnbrechende Arbeit in der Zeitschrift *Nature Neuroscience*. Darin belegte sie, dass Laufen die Neurogenese anregt[34]. Wie konnte es ihr gelingen? Zu jenem Zeitpunkt arbeiteten mehrere Forschergruppen an der Frage, ob eine Umgebung, die reich an Reizen ist, die Neurogenese anregt. So stellten die Wissenschaftler in die Tierkäfige verschiedene Gegenstände, welche die Nagetiere erkunden konnten. Darunter waren oft auch ein Wasserlabyrinth oder ein Laufrad. Die Tiere wurden in Familien und Gemeinschaften gehalten, sodass sie ein abwechslungsreiches und soziales Leben hatten, was in der Natur frei lebender Mäuse der Fall ist. Diese Tiere hatten auch eine deutlich stärkere Neurogenese im Vergleich zu jenen, die isoliert und in Käfigen ohne Reize sitzen mussten. Nun war es unklar, ob es die reizreiche Umgebung war, die Bewegung, oder ob die soziale Interaktion für die Entstehung neuer Stammzellen im Hippocampus verantwortlich war. Van Praag isolierte diese Faktoren in ihrer Studie an erwachsenen Mäusen, indem sie verschiedene Gruppen bildete, welche das eine oder das andere erleben durften. Sie fand heraus, dass freiwillige Bewegung, die Mäuse im Laufrad machten, jener Faktor war, der sich am stärksten auf ihre Neurogenese auswirkte. Seitdem haben unzählige Studien in verschiedenen Forschungsgruppen weltweit dasselbe belegt.

Wenn man Menschen, die regelmäßig laufen, fragt, warum sie das wohl machen, hört man oft: für die Figur oder für die Gesundheit. Kaum jemand wird sagen: Ich laufe nicht für meine Figur, ich laufe für mein Gehirn. Ab sofort bin ich aber ganz sicher, dass ich nicht mehr die Einzige bin! ☺

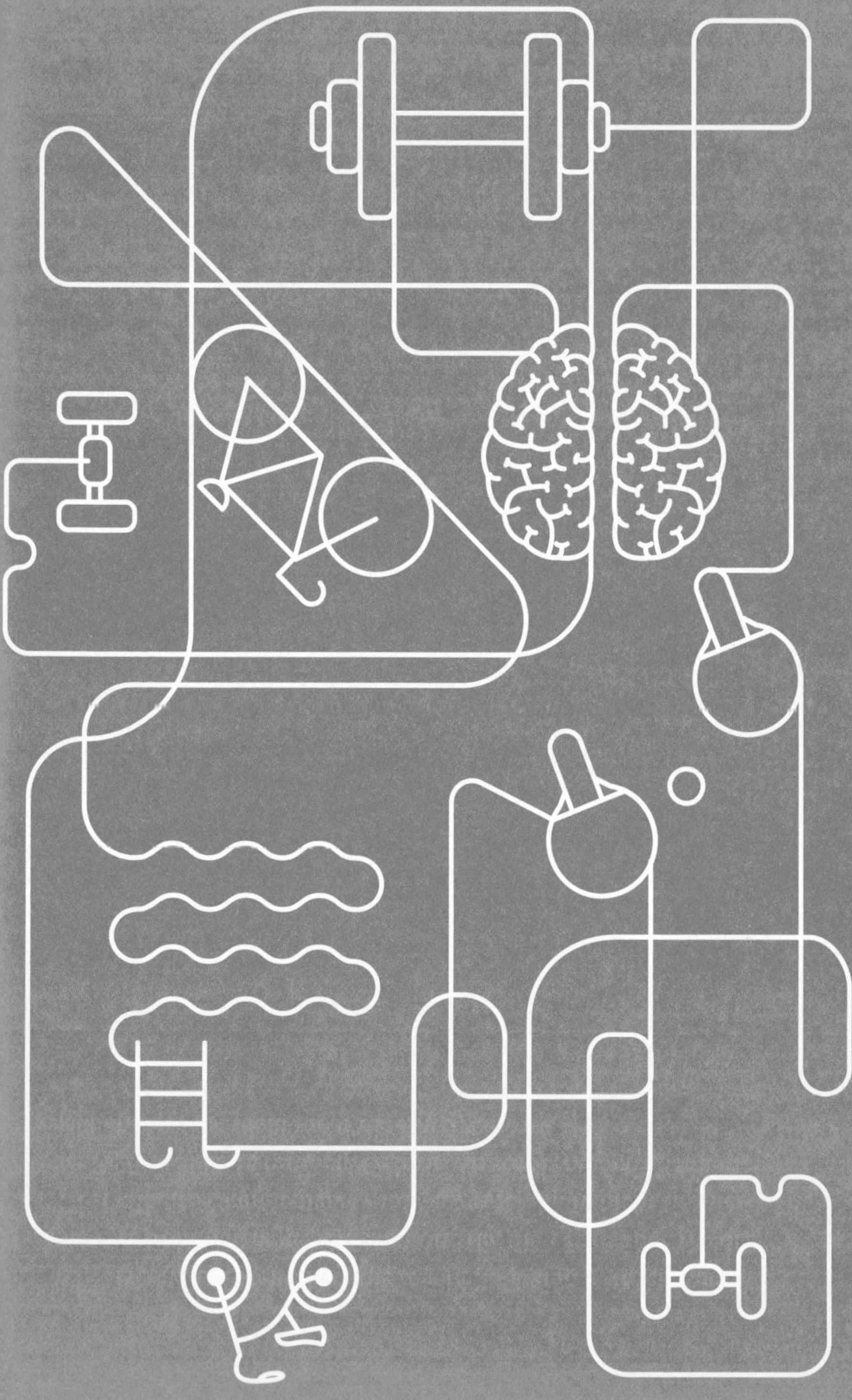

3

FREIZEIT UND BEWEGUNG

Seitdem ich weiß, wie ich meinen Hippocampus gut behandeln, ja sogar „pflegen“ kann, habe ich eine andere Beziehung zu ihm. Ich überlege täglich, wie ich ihm Gutes tun kann. Somit verbringe ich den Großteil meiner Freizeit beim Laufen, Mountainbiken, Radfahren, Wandern oder Skifahren – je nach Jahreszeit. Naheliegend wäre hier die Frage an mich, ob ich sonst nichts anderes mache, außer Sport zu treiben? Doch, ich widme der anderen großen Leidenschaft meines Lebens, neben der Bewegung, meiner Arbeit als Wissenschaftlerin, extrem viel Zeit, sicher mehr als 40 Stunden in der Woche. Aber diese Arbeitsintensität ist nur möglich, weil mein Hippocampus mich dabei unterstützt. Dafür pflege ich ihn und muss auf andere Freizeitaktivitäten verzichten: Alles kann man nicht haben, wenn der Tag 24 Stunden hat.

Wenn Kinder sportlich sind

Nimmt man Medienberichte zum Thema „Gehirn und Bewegung“ unter die Lupe, wird die Auseinandersetzung meistens für ältere Menschen geführt. Experten geben Empfehlungen ab, damit der geistige Abbau möglichst langsam voranschreitet. In letzter Zeit liest man auch verstärkt, dass Bewegung vor Demenz schützt, was auch stimmt. Die ganze Diskussion um das Altern des Gehirns lässt die Interpretation zu, dass man in jungen Jahren keine Bewegung für die Kognition braucht. Es wird suggeriert, dass die Jugend alles in die Wiege gelegt bekommt. Auch im Gespräch mit meinen Studierenden stelle ich fest, dass sie ins Fitnessstudio gehen, um ihr Gewicht unter Kontrolle zu halten (eher Frauen) oder Muskeln aufzubauen (tendenziell Männer). Sie behaupten, dass Bewegung für die Gesundheit gut sei. Sie sehen aber Bewegung eher als Mittel zum Zweck an, um die Ästhetik ihres Körpers zu verbessern. Dass auch ein junges Gehirn von Bewegung enorm profitieren

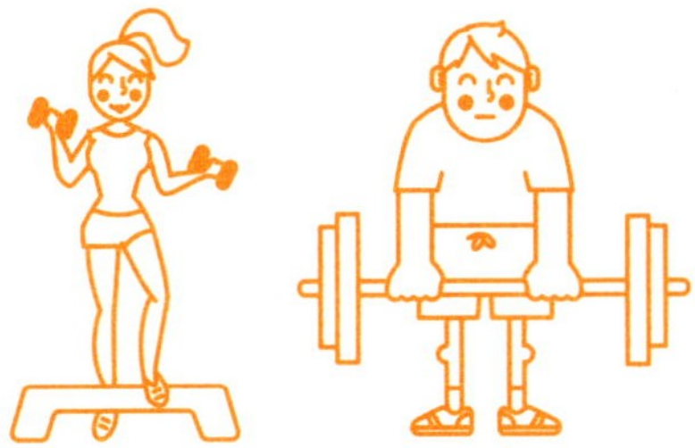

kann, sowohl in der Kindheit als auch in der Jugend, ist den meisten weitgehend unbekannt.

Viele Studien der letzten zehn Jahre zeichnen ein klares Bild: Physische Aktivität in Kindheit und früherer Jugend führt zu körperlicher Fitness, und das wussten wir schon, aber auch gleichzeitig zu besseren Schulleistungen[1,2]. Um dies behaupten zu können, nehmen die Wissenschaftler zuerst die körperliche Fitness der Kinder unter die Lupe, alle medizinischen Parameter, die man dazu braucht, inklusive Body-Mass-Index (BMI), der Maßeinheit für die Relation zwischen Körpergröße und Gewicht. Für diese Aspekte vergeben die Wissenschaftler eine Punktezahl auf einer Skala, die zum Beispiel von 1 (nicht fit) bis 5 (sehr fit) gehen kann.

Dann wird die sportliche Leistung der Kinder objektiv gemessen, wohlbemerkt nicht nach eigenen Aussagen, wie „Ich bin sehr gut im Laufen“. Die Kinder müssen tatsächlich eine Strecke laufen, zum Beispiel 1.000 Meter. Hat ein Kind nachgewiesenermaßen sehr gute Leistungen im Laufen erzielt, bekommt es die maximale Punktezahl 5. Ein statistisches Verfahren namens Korrelation wird anschließend angewendet, um zu sehen, ob zwischen körperlicher Fitness und praktizierter Bewegung ein Zusammenhang besteht. Genießt ein Kind hervorragende Gesundheit und ist das Kind sehr schnell gelaufen, stehen diese beiden Zahlen dann im Verhältnis 1:1 zueinander. Sie korrelieren auf das Maximum. Man kann dieses Verhältnis auch sprachlich umschreiben: Je fitter ein Kind ist, umso sportlicher. Wenn sich die Korrelation in einer gewählten Gruppe von Kindern anhäuft, handelt es sich nicht mehr um einen Einzelfall. Die Korrelation drückt einen kausalen Zusammenhang aus: Der Sport ist die *causa*, also der Grund, für die körperliche Fitness.

In solchen Studien werden mehrere Korrelationen gerechnet. Man kann auch eine Zahl errechnen, die aus körperlicher Fitness und schulischer Leistung besteht. Ein Kind, das in beiden Bereichen spitzenmäßig unterwegs ist, hat zum Beispiel 5 Punkte. Wenn dieses Kind auch tolle Noten in der Schule hat (Durchschnitt 1,0), bekommt es hier ebenfalls sein Maximum an Punkten, wieder 5. In diesem Fall wird die Korrelation erneut 1 sein: Das Kind ist sportlich, dadurch fit und gleichzeitig in der Schule sehr gut. Naheliegend ist auch, dass das Kind im Lauf der Zeit schulisch im Spitzenfeld abschließen wird[3]. Wenn solche Zusammenhänge in mehreren Studien und das bei vielen Kindern bestehen, stellen die Wissenschaftler die Behauptung auf, dass sportliche Kinder körperlich und geistig fitter sind als Kinder, die unsportlich sind.

Muss umgekehrt ein Spitzensportler wie Marcel Hirscher nun auch ein hervorragender Schüler gewesen sein? Das ist möglich, es gibt Hinweise dafür, dass Athleten tatsächlich besser in Transferaufgaben sind[4] als unsportliche Menschen. Dieser Bereich ist jedoch noch nicht ausreichend beforscht. Nimmt man die einzelne Person, sieht man, dass Sportlichkeit keine Garantie für kognitive Leistung ist. Genauso wenig muss jemand, der gar keinen Sport treibt, schlechte schulische Leistungen aufweisen. Würde man so etwas behaupten, müsste man die Behauptung ständig am Einzelfall widerlegen. Bei wissenschaftlichen Studien geht es immer um die durchschnittliche Versuchsperson innerhalb einer homogenen Gruppe, also um die Person in einer Gruppe von Menschen, die ähnlich sind: Alter, sozioökonomischer Hintergrund, Bildungsgrad usw. Es geht nie um den Einzelfall, also den sportlichsten oder unsportlichsten, den besten oder den schlechtesten Schüler. Allgemein bleibt in den Untersuchungen der letzten Jahre aber unbestritten: Der sportlich-fitte Durchschnittsschüler erbringt nachweislich die besseren schulischen Leistungen[1,2]!

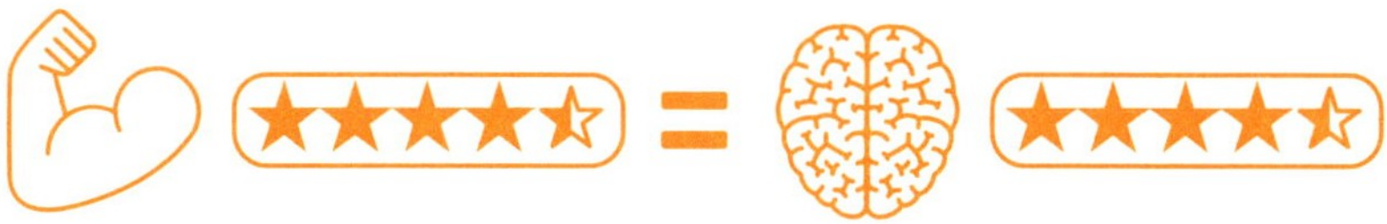

Wenn Kinder ihren Hippocampus pflegen

Wie kommt dieser Zusammenhang zwischen Fitness und geistiger Leistung nun zustande, oder anders gefragt: Wie wirkt sich regelmäßiger Sport auf das Gehirn von Kindern aus? Die Experten in dieser Materie sind an der Universität von Illinois tätig. Im Jahr 2010 untersuchte Laura Chaddock mittels Magnetresonanztomographie einige Strukturen im Gehirn sportlicher und unsportlicher Kinder zwischen neun und zehn Jahren. Die sportlichen Kinder hatten einen größeren Hippocampus als Kinder, die sich wenig bewegen. Die Wissenschaftlerin führte auch Gedächtnistests durch und fand heraus, dass mit der Dimension des Hippocampus auch Gedächtnisleistungen korrelierten. Fazit: Sport macht das Seepferdchen von Kindern größer und auch stärker in seiner Leistung. Ähnliche Resultate kannte man von Tierstudien (meistens sind es Nagetiere, die ihr Laufrad im Käfig benutzen), aber Chaddock belegte sie erstmalig beim Menschen[5]. Ein Jahr später, also 2011, bestätigte ihr Kollege, Kirk Erickson, diese Resultate auch an 120 Erwachsenen mittleren Alters[6].

Wie erfolgen solche Messungen im Hippocampus? Die strukturelle Magnetresonanztomographie (MRT) ist ein wunderbares Werkzeug, um das lebende Gehirn in all seinen

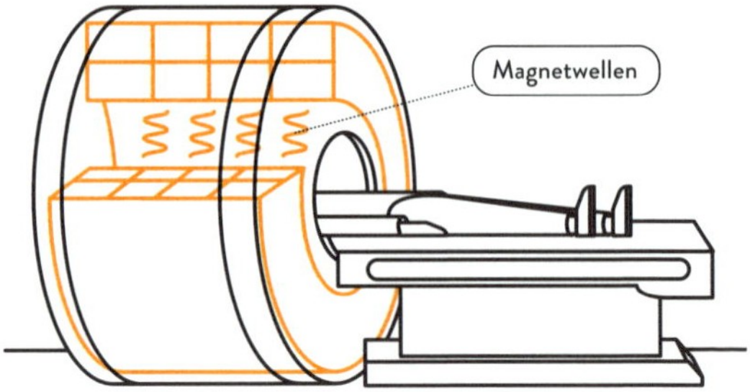

MAGNETRESONANZTOMOGRAPH

Teilen neurowissenschaftlich, nicht nur medizinisch, zu untersuchen. Die Entwicklung dieser großartigen Technologie verdanken wir einem Physiker, Peter Mansfield, und einem Radiologen, Paul Lauterbur: Sie haben Mitte der 1970er Jahre damit angefangen und 2003 dafür den Nobelpreis bekommen.

Was passiert im Magnetresonanztomographen, auch Scanner genannt? In diesem Gerät befindet sich ein Magnet einer unvorstellbaren Stärke. Dieser Magnet hat einen Einfluss auf die Zellen des menschlichen Körpers, sobald wir in seine Nähe kommen. Wenn wir in den Scanner eingeführt werden, wird das Zellinnere beeinflusst, indem durch den Magneten die Protonen erregt werden. Diese kleinsten Teilchen bewegen sich wie Kreisel, die, um ihre eigene Achse, in alle möglichen Richtungen rotieren. Kommen die Protonen in das Magnetfeld, weil wir im Scanner liegen, wird ihre natürliche Bewegung verändert: Sie werden aufgerichtet, und für kurze Zeit drehen sie sich alle gleichmäßig wie Kompassnadeln in die gleiche Richtung. Diesen Vorgang nennt man „Präzessieren“. Nach kurzer Zeit kehren sie in ihre ursprüngliche ungeordnete Bewegung zurück, sie „relaxieren“: Sie entspannen sich wieder.

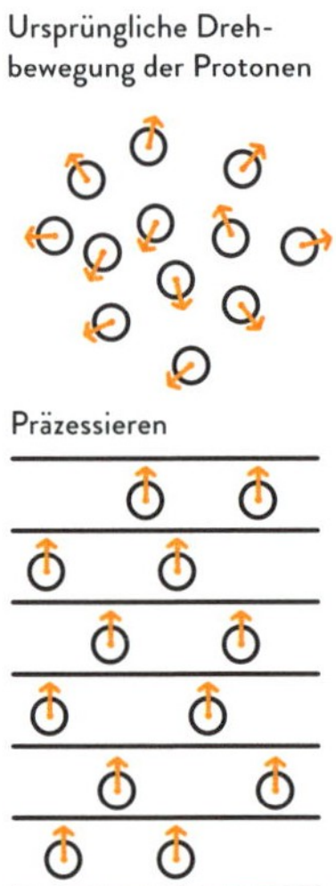

MAGNETISIERUNG DER PROTONEN

Interessant ist dabei, dass die Protonen, abhängig vom Gewebe, in dem sie sich befinden, beim Relaxieren Wärme abgeben und somit an das Gerät ein unterschiedliches Signal senden. Dadurch unterscheiden sich verschiedene Arten von Gewebe: Sie geben mehr oder weniger Wärme ab. Fettgewebe hat zum Beispiel bessere Leitungsfähigkeiten als Gewebe mit mehr Wasser. Diese Signale werden in Werte, also Zahlen, umgewandelt. Sie bestimmen die Wärme und dadurch die Art des Gewebes. Solche Zahlen übersetzt ein Computer, der an den Scanner angeschlossen ist, in „Bilder". Diese visualisieren die Anatomie des Gehirns im kleinsten Detail (aller anderen Körperteile natürlich auch). Je stärker das Magnetfeld des Geräts ist, umso genauer kann man ins Gehirn schauen.

Bis vor Kurzem hatten die stärksten Tomographen die 188.000-fache Stärke des Erdmagnetfelds. Eine neue Gerätegeneration, die sogenannten Superhirn-Scanner, übertrifft aber alle. Davon gibt es aktuell weltweit nur drei Stück, einer davon steht – wo sonst? – in Leipzig am Max-Planck-Institut für Neurowissenschaften. Dieses Wunder der Technologie trägt den Namen Connectom und ist der Tagtraum tausender Neurowissenschaftler. Es hat die vierfache Stärke der stärksten Geräte bislang. Mit ihm kann man wunderbare Reisen ins Innere des lebenden Gehirns unternehmen wie nie zuvor. Das Gerät zeigt Verbindungen unter den Nervenzellen, welche Regionen miteinander vernetzt sind, und vieles mehr. All das war vor einigen wenigen Jahren noch Science-Fiction, heute ist es Wirklichkeit.

Als ich das erste Mal in Leipzig vor einem Magnetresonanztomographen, einem Standardgerät jedoch, stand, war ich schon enorm beeindruckt und fasziniert. Zunächst bekam ich eine Sicherheitsbelehrung und erfuhr all das, was man in Scanner-Nähe nicht machen darf. Man muss auch darauf achten, dass sich dort keine eisenhaltigen Gegenstände befinden, wie zum Beispiel Stühle oder Tische aber auch Kugelschreiber und dergleichen. Sie werden mit einer unvorstellbaren Geschwindigkeit vom Magneten angezogen und können schwere Verletzungen bei Menschen in der Nähe verursachen, sie auch töten. Selbst darf man keinen Schmuck tragen, in dem auch nur ein Teilchen aus Eisen ist, wie in Ohrringen. Auch sie werden vom Ohr gerissen und kleben in Millisekunden am Gerät, so Piercings oder anderer Modeschmuck. Und ebenfalls größte Vorsicht ist geboten, wenn jemand Körperimplantate hat, wie Herzschrittmacher usw., bei denen man nicht ausschließen kann, dass irgendwo ein kleinstes Teilchen aus Eisen ist. Und trotz aller Ängste, die mir der zuständige Physiker eingejagt hatte, stand ich vor dem Gerät und dachte: „Wow! Geschafft, ich kann endlich dem Gehirn zusehen, wenn es arbeitet!“ In dieser Euphorie lebte ich einige Monate, bis zu dem Tag, als ich das Gerät für mein erstes Experiment selbst programmieren musste. Natürlich hatte ich keine Ahnung, wie das gehen soll, noch weniger mit einem Betriebssystem am Computer wie Linux. Oh Gott, wie sollte ich das schaffen? Das kostete mich mehr als nur eine schlaflose Nacht!

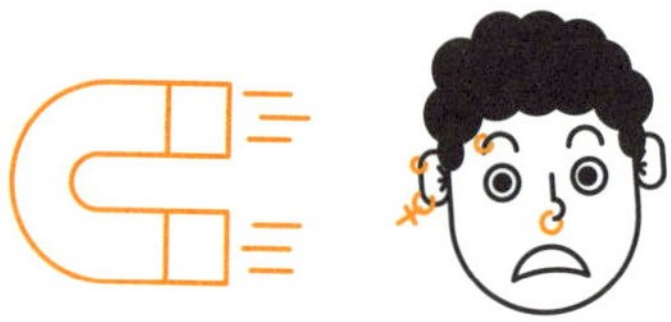

Bewegung und Blutfluss im Gehirn

Machen wir einen gedanklichen Sprung von Leipzig zurück nach Illinois. Über die Messung des Hippocampusvolumens hinaus muss sich Laura Chaddock lange nach den Mechanismen gefragt haben, die den Hippocampus leistungsfähiger machen, wenn sich Kinder bewegen. Sie lud 73 Schüler zwischen sieben und neun Jahren ins Labor und führte Tests durch, um ihre Fitness zu bestimmen. Im Experiment ließ die Wissenschaftlerin die Kinder auf einem Laufband zuerst gehen, erhöhte dann die Geschwindigkeit progressiv, bis sie laufen mussten. Während der Anstrengung wurde ihr Sauerstoffverbrauch gemessen. Je mehr sie schnauften, umso weniger fit waren sie. Nach dem Laufen untersuchte Chaddock den Hippocampus der Kinder: Gemäß ihrer Hypothese hatten sie darin einen gesteigerten Blutfluss[7]. Das Ergebnis ließ den Schluss zu, dass mehr Blut auch mehr Sauerstoff transportiert, um den Hippocampus zu versorgen und auf Hochtouren arbeiten zu lassen, wenn notwendig.

Wie kann man mit MRT den Blutfluss im Hippocampus bestimmen? Dies erfolgt mittels Arterial Spin Labeling (ASL), leider hat diese Fachbezeichnung keine deutsche Übersetzung. Die Methode magnetisiert die Wassermoleküle im Arterienblut. Wenn der Proband im Scanner liegt, empfängt das Gerät Signale, die vom magnetisierten Blut in jener präzisen Region stammen. Das Signal vom magnetisierten Blut wird wiederum in Zahlen übersetzt, die von einem Computerprogramm als Bilder des Blutflusses visualisiert werden. Dadurch kann man einen Hippocampus erkennen, der mehr Blut im Umlauf hat als ein anderer[8].

Bewegen sich Kinder regelmäßig, führt dies zu längerfristigen Veränderungen in der Blutzufuhr, auch Vaskularisierung genannt, des Hippocampus: Die Blutgefäße werden stärker, und neue wachsen hinzu. Das Wachstum wird von Mikroglia angeregt, den kleinsten Zellen in unserem Gehirn, die wir bereits im ersten Kapitel kennengelernt haben. Sie senden Signale aus, die Baupläne für neue Gefäße beinhalten, und sie produzieren Substanzen, damit andere Zellen wachsen, sogenannte „Wachstumsfaktoren“. Adressaten dieser Botschaft und Empfänger der Wachstumsfaktoren sind die Endothelzellen[9], die als Baumaterial für die Gefäße dienen. Der Bau neuer Gefäße ist die Angiogenese, aus dem Altgriechischen, das in etwa „Gefäßentstehung“ bedeutet.

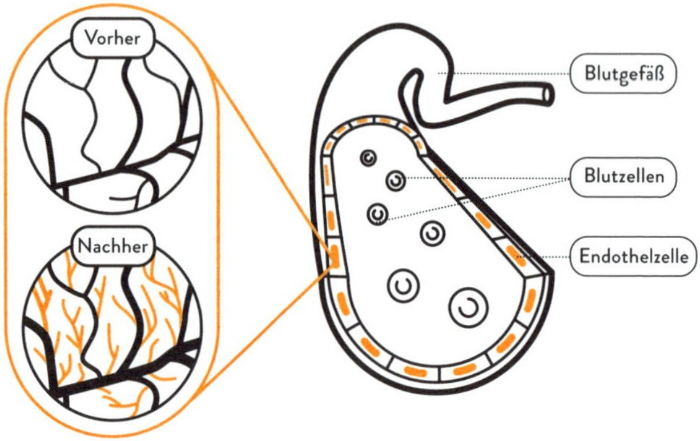

ANGIOGENESE UND ENDOTHELZELLEN

Dass die Veränderungen in der Vaskularisierung nicht selektiv für den Hippocampus stattfinden, ist naheliegend. Bei Bewegung werden alle Gefäße im Gehirn beansprucht und mit mehr Blut versorgt. Wenn ihre Kapazität nicht ausreicht, werden neue Gefäße „gebaut“. Man bezeichnet das System Gehirn als „plastisch“: Es kann sich nach den Anforderungen verändern, die ihm der Mensch stellt. Die verstärkte Beanspruchung lässt in der Kindheit - unter anderem durch Vaskularisierung - ein leistungsfähiges Gehirn entstehen. Eine hervorragende Hardware, also eine mit Sauerstoff optimal versorgte Gehirnmasse, bietet eine optimale Basis für ausgezeichnete kognitive Leistungen.

Zu Ihrer (und meiner) Beruhigung: Ja, zum Glück ist es nachgewiesen, dass auch bei Erwachsenen Angiogenese stattfindet und eine gesteigerte Vaskularisierung möglich ist[10]. Die Kehrseite der Medaille ist aber ebenfalls nachvollziehbar: Bewegen wir uns zu wenig, baut das System das ab, was es nicht braucht, mitunter auch die Gefäße. Sind wir faul, wird die

Vaskularisierung unseres Gehirns gerade einmal durchschnittlich sein. Die Folgen im Alter sind zahlreich, wir behandeln sie später im Buch.

Für Neurowissenschaftler ist die Entdeckung, dass physische Bewegung zur Vaskularisierung des Gehirns führt, schon relativ alt. Eine bahnbrechende Publikation dazu geht auf das Jahr 1990 zurück[11]. Die Autoren jener Studie wollten wissen, über welche Mechanismen Bewegung das Lernen steigert: Ob sie von der Entstehung neuer Gefäße, der Angiogenese, oder von neuen Synapsen (Synaptogenese) gesteuert wird. Zu diesem Zweck unterteilten sie 38 erwachsene Ratten in vier Gruppen, um mit ihnen ein ambitioniertes Experiment durchzuführen, 30 Tage lang. Die erste Gruppe wurde darauf trainiert, akrobatische Übungen zu absolvieren, wie zum Beispiel das Gehen auf einer - für die Ratten - dünnen Kette oder auf einer freischwebenden Latte. Durch intensives Training konnten die Tiere am Ende des Experiments Akrobatik-Leistungen erbringen, die einerseits schwerer waren, andererseits auch schneller stattfanden als zu Beginn. Übung macht den Meister. Die zweite Gruppe wurde zur intensiven Bewegung gezwungen, indem sie im Laufrad von Tag zu Tag immer längere Laufzeiten absolvierte und am Ende eine Stunde Dauerlauf schaffte. Die dritte Gruppe hatte ein Laufrad im Käfig. Sie durfte sich bewegen, wann immer sie wollte, und auch jede Menge Zeit auf der faulen Haut liegen, wenn den Tieren danach war. Die Käfige der vierten Gruppe waren leer: Kein Laufrad und keine sonstigen Geräte ermöglichten den Ratten, Bewegung zu machen. Am Ende des Experiments schauten die Wissenschaftler in das Gehirn der Tiere: Bei den Akrobaten und den Hochleistungssportlern war Angiogenese

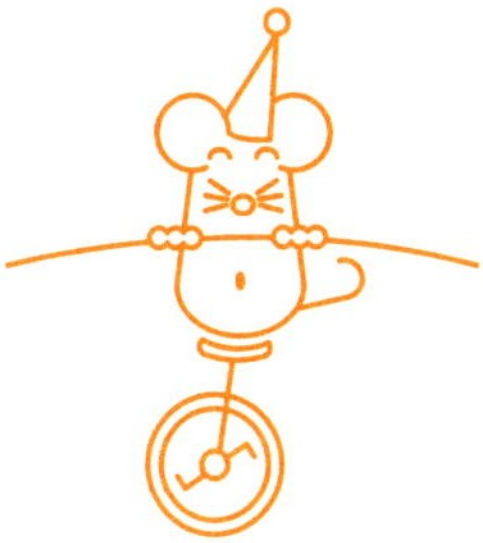

nachweisbar. Bei den Gemütlichen und denen ohne Möglichkeit zum Sport war die Vaskularisierung gleich geblieben. Nur bei den akrobatischen Ratten, also bei denen, die tatsächlich über die Bewegung hinaus eine anspruchsvolle Lernaufgabe zu absolvieren hatten, waren die Synapsen im Kleinhirn dichter geworden. Das Kleinhirn ist unter anderem auch für motorische Abläufe zuständig. Die Läuferratten hatten zwar ein besser durchblutetes Gehirn, doch das war nicht gleichzusetzen mit Lernleistung. Auf die Bewegung allein kommt es bei der Synaptogenese also nicht an.

Was lehrt uns dieses Experiment? Fest steht, dass keine Bewegung sich auf Angiogenese und Synapsen negativ auswirkt. Das haben wir aber erwartet. Das, was uns vielleicht ein bisschen beunruhigt, ist, dass ein bisschen Bewegung, wie bei der freiwilligen Gruppe, die zwar das Laufrad im Käfig hatte, jedoch nur nach Gutdünken spazieren gegangen ist, auch „nichts" bringt.

Im Klartext: Es reicht nicht aus, wenn wir Treppen steigen, in den 3. Stock jeden Tag, statt mit dem Lift zu fahren, und zum Supermarkt 400 Meter gehen, um uns zu Mittag eine Semmel zu kaufen. Natürlich ist es besser als gar nichts, aber es bewirkt wenig in unserem Gehirn. Es bleiben nur noch zwei Möglichkeiten: intensive Bewegung und intensive Bewegung gepaart mit Lerninhalten. Sagen wir so: Bewegung außerhalb der Komfortzone bringt schon die Vaskularisierung mit sich. Das ist schon die halbe Miete.

Bei Kindern bietet sich die Kombination perfekt an: In der Schule ruft das Erlernen neuer Inhalte die Neurogenese hervor, die Entstehung neuer Neuronen im Hippocampus, welche in das jeweilige Rindengebiet wandern und dort die vorhandenen Zellverbände verstärken. Sind die Kinder sportlich, kommt die Angiogenese hinzu, die Entstehung neuer Gefäße. Auch eine verstärkte Synaptogenese ist durch die körperliche Aktivität zu verzeichnen. Alles in allem bauen die Kinder durch Schule und Sport an einer leistungsstarken „Hardware“, die sie erfolgreich durch das Leben trägt. All diese Mechanismen gehen Hand in Hand und können nicht voneinander getrennt werden.

War ich ein sportliches Kind? Ich bin in einem kleinen Dorf im Aostatal aufgewachsen, einer italienischen Gebirgsregion im Nordwesten Italiens, an der Grenze zur Schweiz und zu Frankreich. Wenn Sie über Google-Earth einen virtuellen Ausflug dorthin machen, werden Sie in einer Gegend landen, die nur aus Bergen und Gipfeln, engen Flusstälern und einem Gletschertal besteht, das, von Turin kommend, nach Aosta, der Provinzhauptstadt, führt (daher der Name). In meiner Heimat stehen die Viertausender Europas: das Matterhorn, das zur Hälfte zu Italien gehört, der Mont Blanc, der Monte Rosa und der Gran Paradiso. Naturgemäß geht man in meiner Heimat entweder bergauf oder bergab. Mein Schulweg, täglich acht Kilometer, vier ins Dorf hinunter und vier nach Hause hinauf, war kein Sport. Wir wohnten am Berghang und es war normal, zu gehen. An kalten Wintertagen, wenn viel Schnee lag, stapfte ich über Felder und Weiden, am Kuhstall und dem Heuboden vorbei. Die Kühe muhten aus dem Stall, und der Duft des Heus durchströmte die engen Gassen, so wie der modrige Geruch aus den Wein- und Käsekellern, auch der Mist war in der Luft

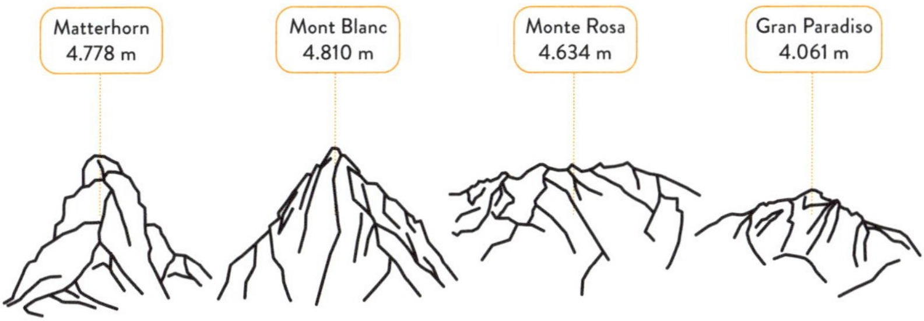

und am Boden allgegenwärtig. Die Kühe kamen aus dem Stall heraus, um am Brunnen zu saufen, als überall die Eiszapfen hingen. Sie ließen ihre Fladen auf dem weißen Schnee zurück. Wenn ich heute darüber nachdenke, kommt mir diese Welt, die ich von der Nähe so gut gekannt habe, richtig archaisch vor. Manche von meinen Mitschülern halfen daheim in der Landwirtschaft mit und mussten, zusätzlich zum Schulweg, richtig körperlich anpacken. So sind wir Kinder im Aostatal aufgewachsen, aber auch in Tirol und anderen Regionen der Alpen. Der Schulweg war unser täglicher Sport.

Nun ja, es mag sein, die gute alte Zeit ... Aber ganz ehrlich, 2018 sehe ich es wie Sie: Wenn Kinder im urbanen Gefüge leben, können sie meistens nicht zu Fuß in die Schule gehen, weil es oft zu weit und auch voller Gefahren ist. Andererseits ist der Schulweg nicht die einzige Möglichkeit zur Bewegung, die Kinder heute haben. Wir denken jetzt einmal nach, wie die acht Kilometer am Tag ersetzt werden könnten. ☺

Was Bewegung noch im Gehirn bewirkt

Die meisten Fragestellungen in der Neurowissenschaft werden nicht auf einmal beantwortet. So auch, ob es die Vaskularisierung oder die Entstehung neuer Synapsen ist, die zur besseren kognitiven Leistung führt. Diese Frage hat Kirk Erickson, einem Kollegen von Lisa Chaddock an der Universität von Illinois, keine Ruhe gelassen.

Eine der vielen Substanzen, die im Gehirn für den Stoffwechsel der Neuronen unentbehrlich sind, ist die Aminosäure N-Acetylaspartat (NAA)[12]. Ohne sie können die Nervenzellen gar nicht überleben. Im Alter nimmt diese Substanz ab. Wenn zu wenig NAA im Gehirn vorhanden ist, können Neurodegeneration, zum Beispiel Alzheimer, aber auch Schlaganfall und neuropsychiatrische Krankheiten entstehen, wie Multiple

Sklerose oder Schizophrenie[13]. Nun wollte Erickson wissen, ob aerobe Bewegung bei älteren Menschen NAA im Gehirn steigert, ihre geistigen Leistungen erhält und ihre Gehirnmasse auch vor Schrumpfung schützt. Wenn ja, wäre die geistige Leistung nicht nur von den Blutgefäßen und den Synapsen abhängig, sondern auch von der Gesundheit der Neuronen selbst, die ihrerseits durch einen hohen Wert an NAA bedingt wird. Die Wissenschaftler luden 134 Probanden mit einem Durchschnittsalter von zirka 66 Jahren ein, an einem Experiment teilzunehmen. Zunächst wurden ihre Fitnessdaten, darunter Herz- und Lungenfunktion, und ihre Gedächtnisleistung für Zahlen und räumliches Erinnerungsvermögen gemessen. Ihr Gehirn wurde nach der Dichte der Neuronen im frontalen Bereich (hinter der Stirn) gescannt, in jenen Regionen also, wo hohe kognitive Funktionen angesiedelt sind, wie Entscheidungsfindung, Assoziation, Gefühl, Impulssteuerung und vieles mehr. Die Ergebnisse zeigten, dass körperliche Fitness mit erhöhtem Vorkommen von NAA korreliert. Körperlich leistungsfähigere Probanden hatten auch bessere Ergebnisse bei den Gedächtnistests und weniger Schrumpfung in der präfrontalen Gehirnrinde als jene, die wenig Bewegung gemacht hatten. Die Schlussfolgerung war, dass geistige Leistung bei sportlichen Senioren zwar auch mit Vaskularisierung in Zusammenhang steht, aber nicht nur. Es finden – wer weiß wie viele – Prozesse auch auf neuronaler Ebene statt, wie die Synapsenbildung, die aber ihrerseits in erhöhtem Ausmaß möglich ist, wenn die Zelle an sich gesund und lebensfähig ist. Fazit: NAA unterstützt die Gesundheit der Neuronen und verlangsamt dadurch die altersbedingte Schrumpfung der Gehirnrinde.

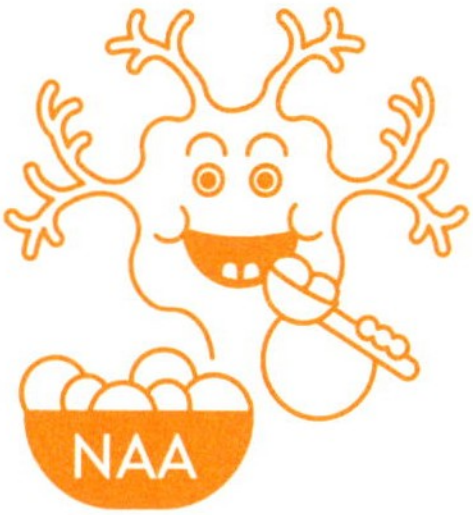

Welche Art von Bewegung?

Vier gute Gründe habe ich inzwischen beschrieben, weshalb es gut ist, sich zu bewegen: Neurogenese, Vaskularisierung, Synaptogenese und gesteigerte Ausschüttung der Aminosäure N-Acetylaspartat (NAA). Es wäre großartig, wenn ich Sie davon überzeugen könnte, statt in der Theatervorstellung zu sitzen, ein Läufchen in der frischen Luft zu machen, oder, wenn das nicht möglich ist, auf einen einstündigen schnellen Spaziergang auf dem Laufband zu Hause auszuweichen statt des üblichen Tagesausklangs auf der Couch vor dem Fernsehgerät.

Überlegen Sie jetzt auch, wie Sie diese neu gewonnenen Erkenntnisse in Taten umsetzen, und wissen nicht, ob Ihr Lieblingssport all diese Prozesse im Gehirn anregt? Eignet sich jede Art von Bewegung? Entgegen meiner eigenen Wahrnehmung, dass mir die eine oder die andere Sportart besser tut, berichte ich in diesem Buch von Forschung aus Fachzeitschriften. In den meisten Studien werden Nager eingesetzt, die Laufräder in ihren Käfigen haben. Die Experimente sind so aufgebaut, dass die Tiere entweder freiwillig in das Laufrad gehen oder dazu gezwungen werden, und das für kurze oder lange Trainingsphasen, die mehr oder weniger schnell sind. Darauf basierend können wir davon ausgehen, dass sich Gehen, Walken und Laufen unbestritten positiv auf Neurogenese, Vaskularisierung, Synaptogenese und NAA-Ausschüttung auswirken. Es ist auch evolutionär nachvollziehbar, dass unser Körper über Regenerationsmechanismen verfügt, die er selbst bedient, und diese durch die jeweiligen Anforderungen ausgelöst werden.

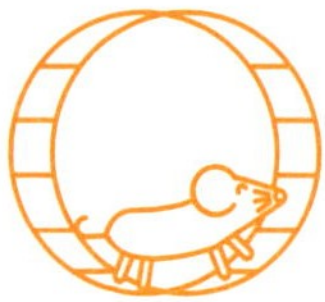

Diesbezüglich denke ich immer an Urvölker, wie zum Beispiel die San (auch Khoisan genannt), die, genetisch gesehen, älteste existierende Menschengruppe[14]. Noch im 20. Jahrhundert lebten sie im südlichen Afrika als Jäger und Sammler und betrieben die sogenannte Ausdauerjagd. Bis zu 40 Stunden rannten sie der Beute hinterher, bis das Tier schließlich erschöpft zusammenbrach. In der Wüste sammelten sie Nüsse, Straußeneier, Früchte und zusätzliche Eiweißlieferanten wie Insektenlarven, die im Gehölz oder dem Sandboden versteckt sind. Diese Bewegung hat das Gehirn der San auf Trab gehalten. Es war für sie überlebensnotwendig, ein hervorragendes Gedächtnis zu haben, vor allem ein räumliches, mit gut funktionierenden Platz- und Gitterzellen. Sie mussten genau wissen, wo in der Weite der Kalahari das letzte Mal das Straußennest war oder jener Baum steht, der eventuell eine reife Frucht anbietet.

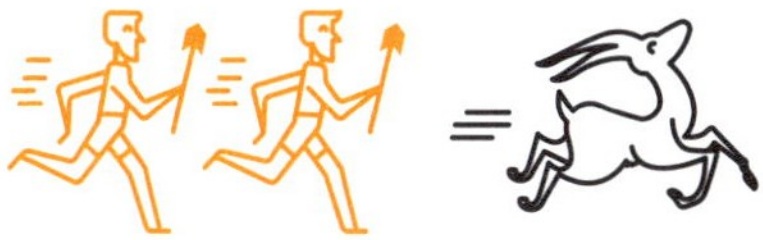

Ich finde es großartig, dass unser Gehirn so leicht zu pflegen ist. Wir brauchen keine teuren Geräte, kein Extrazimmer dafür: Wir ziehen bequeme Schuhe an, gehen einfach ins Freie und legen eine Strecke zurück, so weit, wie wir wollen. Sind wir vom Tag müde, gehen wir nur ein paar Kilometer spazieren. Haben wir mehr Kraft in den Beinen, marschieren wir flotten Schrittes, walken oder laufen wir sogar, abhängig davon, wie fit wir sind oder welches Potenzial in uns steckt. Laut Forschung gibt es große Unterschiede: Bei den einen wirkt sich Bewegung im Gehirn sofort aus, die anderen müssen dafür mehr tun, so wie bei allen Dingen: Die Dosis hängt vom Individuum ab[15].

Wie ist es mit diversen Trainings, die derzeit populär sind, wie Intervalltraining oder Dauerlauf? Diesem Thema haben sich Forscher an der finnischen Universität Jyväskylä gewidmet, dort, wo ich im Jahr 2006 meinen EEG-Workshop besucht hatte. In ihrer Studie, die aus drei Experimenten bestand, haben Miriam Nokia[16] und ihre Kollegen gefragt, wie sich aerobes Laufen, anaerobes Intervalltraining und anaerobes Dauerlaufen auf die Neurogenese auswirken. Auch in diesem Fall mussten 88 Ratten daran glauben, dass Bewegung gut für sie ist. Sie wurden sogar extra gezüchtet, und zwar polygenetisch, um sicherzugehen, dass es unter den Ratten bewegungsfreudige, aber auch Couch-Potatoes gab. Die Antwort war eindeutig: Aerobes Laufen, ob im Laufrad oder auf einem eigens dafür gebauten Rattenlaufbändchen, führte zur Neurogenese, und das sowohl bei den bewegungsfreudigen als auch bei den gemütlicheren Tieren. Im Gegensatz zu anderen Studien[17] konnten die finnischen Wissenschaftler keinen positiven Effekt bei Intervalltraining und dem Dauerlauf feststellen, also bei anaeroben Tätigkeiten. Was bedeutet das konkret für uns? Wenn wir für unser Gehirn gehen, walken oder laufen, brauchen wir kein Wettkampf-Tempo an den Tag zu legen. Wir trainieren auch nicht auf professionellem Niveau, um Rekorde zu brechen. Wir wollen unserem Gehirn lediglich etwas Gutes tun, es fit halten!

Was kann man noch tun, um Hippocampus & Friends zu „pflegen"?

Diese Frage wird mir oft von Personen gestellt, die sich der Wichtigkeit bewusst sind, die oben beschriebenen Mechanismen anzukurbeln, sich aber noch nicht mit der Idee angefreundet haben, tatsächlich mit regelmäßiger Bewegung anzufangen. Dass es keine Pille gibt, die unser Gehirn fit hält, habe ich klargemacht. Verschwiegen habe ich Ihnen allerdings eine Möglichkeit, die vielleicht nicht als einzige eingesetzt werden soll, sondern ergänzend, im Bemühen, unserem Gehirn Gutes zu tun. Haben Sie sie erraten? Ja, das ist das, worauf Sie gespitzt haben: Sex[18]! Zugegebenermaßen handelt es sich auch hier, wie in vielen anderen Forschungsbereichen, um Studien mit Tieren. Dass man aber die Experimente mit Nagern nicht nur aus Interesse an der Zoologie durchführt, ist naheliegend, und dass diese Ergebnisse sehr wohl auf Menschen übertragbar sind, kann man ganz gut nachvollziehen, oder? ☺

Was weiß man darüber? Leuner und seine Kollegen[19] haben männliche Ratten in drei Gruppen aufgeteilt: Der ersten haben sie die Möglichkeit gegeben, ein einziges Mal auf ein Weibchen zu treffen und sich zu paaren. Die zweite Gruppe durfte an vierzehn aufeinanderfolgenden Tagen dasselbe tun. Die dritte musste enthaltsam bleiben. Das Verhalten der Tiere wurde auch ein paar Tage beobachtet. Jene Ratten, die nur einmal zum Weibchen gelassen wurden, zeigten danach eine gewisse Aufregung: Sie verzichteten aufs Fressen, aber auch darauf, im Labyrinth mit etwas Neuem zu experimentieren. Dies begründeten die Wissenschaftler damit, dass die Männchen durch die ungewohnte Erfahrung erhöhte Werte vom Stresshormon Kortikosteron im Blut hatten. Gleichzeitig hatten sie aber auch mehr neue Stammzellen im Hippocampus als jene Tiere, die gar keinen Sex haben durften. Bei Tieren, die sich zwei Wochen lang vergnügen durften, verschwand das Stresshormon im Blut nach kurzer Zeit. Sie hatten nicht nur Neurogenese, sondern auch vermehrte Arborisierung (also Dendriten) und dendritische Dornen im Hippocampus. Regelmäßiger Sex hatte also dem Gehirn der Tiere definitiv gutgetan!

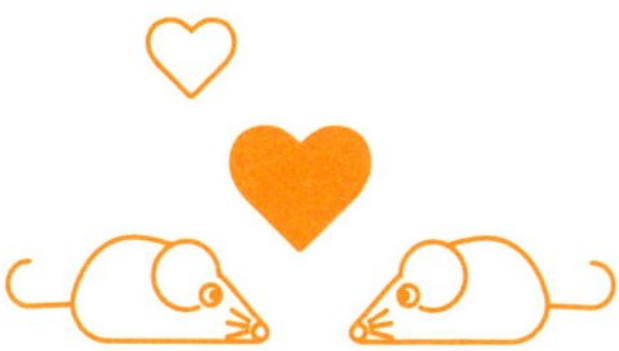

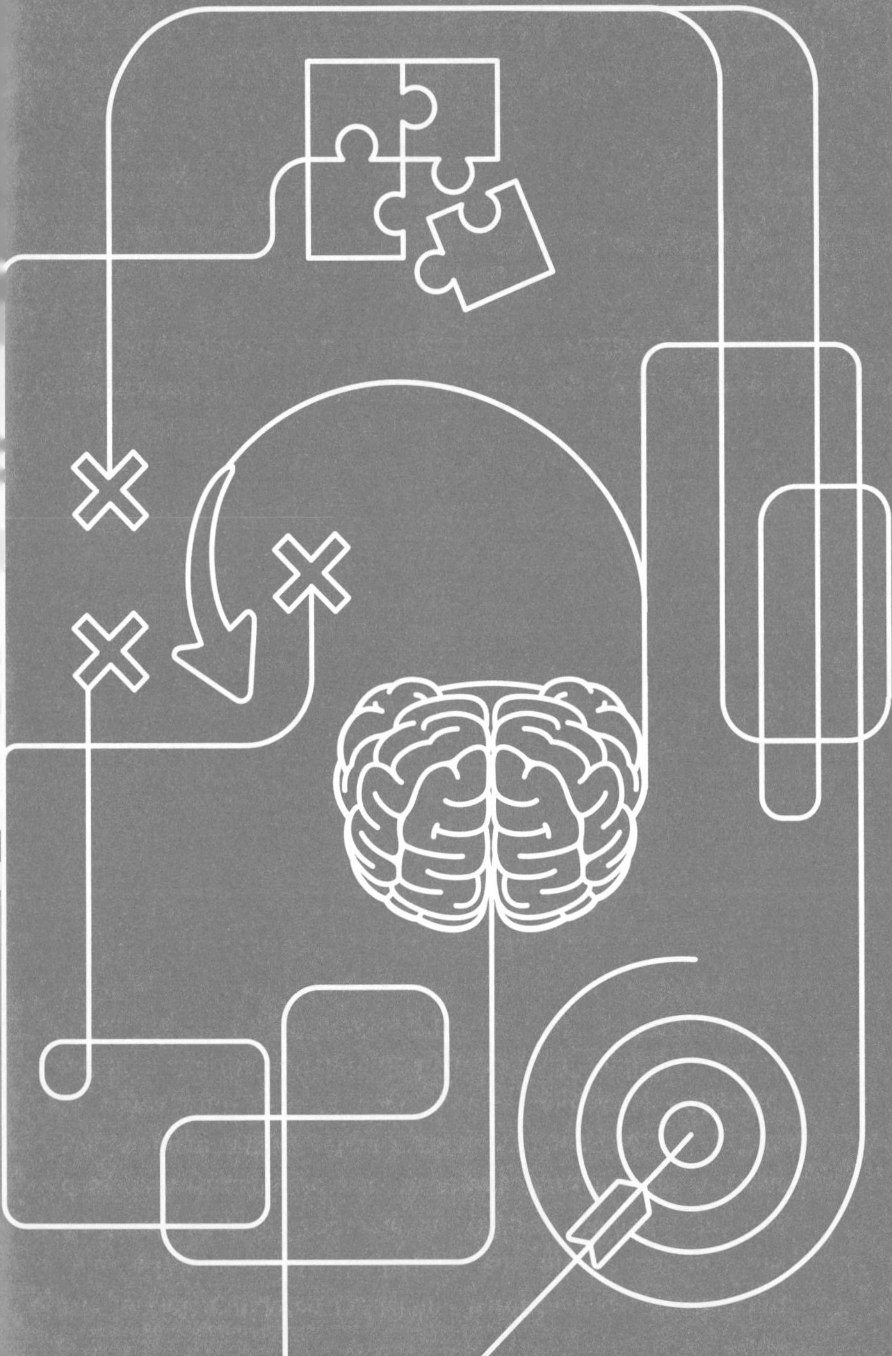

4

DIE KONTROLLZENTRALE IM VORDERHIRN

Im Leipziger Büro waren wir zeitweise zu dritt: Maren saß mir gegenüber und später kam Eugenio zu uns, ein Italiener, der Sprachlernprozesse bei Babys untersuchte. In allen Büros herrschte gedämpfte und ruhige Atmosphäre, in der man sich wohlfühlt und geistige Arbeit leisten kann. Wir nahmen Rücksicht aufeinander. Es war trotzdem unvermeidlich, dass ein paar Mal am Tag irgendein Telefon läutete oder jemand ins Büro kam, auf der Suche nach etwas, wir der Reihe nach hinausgingen, hereinkamen, das Wort an alle richteten, abwechselnd, eine Bemerkung zum Wetter machten, zum Mittagsmenü, zum Schuh, der drückte, usw.

Es war für mich zeitweise so anstrengend, mich zu konzentrieren, die Geräusche um mich zu ignorieren, alles störte, selbst wenn Maren sich nach dem Kopieren wieder an den Schreibtisch setzte. Es war schwierig, meine Aufmerksamkeit wieder auf die Arbeit zu richten, ich verlor immer wieder den Faden, war zerstreut, nicht mehr fähig, mehrere Dinge gleichzeitig zu machen.

Multitasking oder die Kunst, mehrere Dinge gleichzeitig zu machen

Ich bin sicher, dass das Max-Planck-Institut keine Sparmaßnahme mit den mehrfach besetzten Büros betrieb. Sie waren alle groß genug, um daraus auch viele Einzelbüros zu machen. Ich glaube, es ging eher darum, die Wissenschaftler nicht zu isolieren. In so einer Forschungseinrichtung ist die Gefahr groß, dass Menschen vereinsamen. Ihre Arbeit findet meistens ohne Kontakt zum Publikum am Schreibtisch statt. Ob man Daten auswertet, recherchiert oder schreibt, immer ist man alleine. Man bedenke, dass die meisten von uns aus dem Ausland, viele aus Übersee kamen. Es waren Doktoranden oder Post-Docs - die Karrierestufe nach dem Doktorat. Wir hatten weder Familie noch Freunde in unmittelbarer Nähe. Wir waren alle auf der Durchreise, auch weil die Arbeitsverträge in der Forschung nur ein paar Jahre dauern. Aber hatten meine Kolleginnen auch derartige Konzentrationsschwierigkeiten? Ich denke nicht. Was war dann bei mir anders?

Nun ist es so, dass wir alle durchschnittlich in der Lage sind, mehrere Aufgaben gleichzeitig zu erledigen. Problemlos hätte ich registrieren sollen, dass Maren gerade vom Mittagessen zurückkam, Eugenio aus dem Raum ging, unten auf der Straße ein Auto hupte und das alles für mich unwichtig war. Ich hätte zu all diesen Wahrnehmungen meinen Text doch gleichzeitig fertig tippen können. **Multitasking** ist unsere Fähigkeit, mehrere Stränge Information gleichzeitig zu verarbeiten, sie jedoch auch in ihrer Priorität in Bezug auf unser Ziel zu reihen, damit wir uns nicht durch das erstbeste Geräusch vom Konzept oder der wichtigsten Arbeit des Tages abbringen lassen. Um Multitasking auszuführen, sind wir mit der **kognitiven Kontrolle**[1] (auch exekutive Kontrolle genannt) ausgestattet, einem faszinierenden Mechanismus im Vorderhirn.

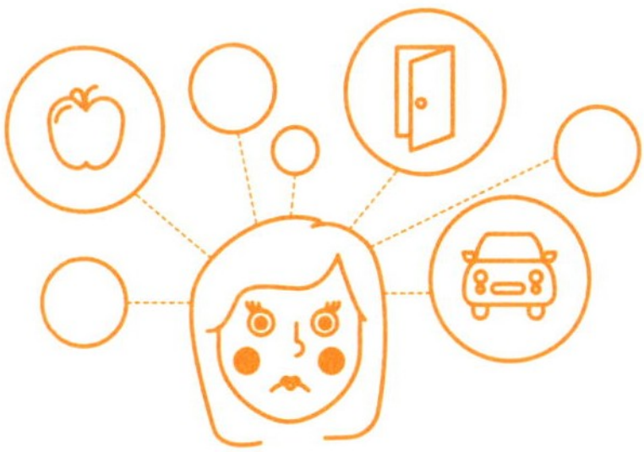

Wenn wir ein Ziel erreichen wollen, selektiert dieser Mechanismus Information, die dafür wichtig ist, und unterdrückt gleichzeitig jene, die von uns (unbewusst natürlich) als unwichtig bewertet wird. Ein gutes Beispiel dafür ist das Autofahren. Nehmen wir an, wir wollen mit dem Auto von der

Arbeit nach Hause kommen. Auf dem Weg müssen wir auch einen Liter Milch kaufen. Während des Lenkens machen wir verschiedene Dinge gleichzeitig: Wir betätigen die Pedale mit den Füßen, halten das Lenkrad, schauen auf die Straße, registrieren im Rückspiegel, was andere Verkehrsteilnehmer hinter uns tun, ob sie uns überholen wollen, wir blicken wieder nach vorne, dann eventuell an den Straßenrand, wo ein Auto stehen geblieben ist, ein Fußgänger mit einem Hund spazieren geht usw. Um unser Ziel zu erreichen, also mit dem Auto nach Hause zu kommen, selektiert unser Gehirn die Prioritäten in der Wahrnehmung und den Handlungen. Selbst wenn der Hund am Straßenrand einer äußerst seltenen Rasse angehört, die uns schon immer gefallen hat, werden wir nicht lange hinschauen, das Fahren hat Priorität. Daher behalten wir die Straße im Visier sowie die anderen Autos, die vor, hinter und neben uns fahren oder stehen bleiben. Also selektiert unser Gehirn jene Information, die in diesem Augenblick für unser gesetztes Ziel wichtig ist. Die restliche Information wird unterdrückt, inklusive des Hundes am Straßenrand und der Farbe des Autos vor uns. Die kognitive Kontrolle behält aber auch noch zusätzliche Information im Arbeitsgedächtnis[2,3], die für unser Handeln relevant ist, also dass wir auf dem Weg nach Hause beim Supermarkt halten und dort die Milch kaufen, aber auch, dass das Geschäft nur bis 19:30 Uhr offen hat. Funktioniert unsere kognitive Kontrolle gut, schaffen wir alles: Wir fahren unfallfrei vom Büro nach Hause und haben die Milch für das Frühstück am nächsten Tag.

Wo findet Multitasking im Gehirn statt?

Die kognitive Kontrolle setzt sich aus mehreren Netzwerken im Vorderhirn zusammen. Eines steuert das Unterdrücken irrelevanter Information und die Fokussierung der Aufmerksamkeit auf die wichtige Tätigkeit. Das zweite Netzwerk betrifft das Arbeitsgedächtnis, also das, was wir kurz im Kopf behalten müssen, damit wir eine Aufgabe richtig erledigen. Das dritte Netzwerk hat mit flexiblem Denken zu tun, wenn wir - zum Beispiel - Auto fahren, eine Straße gesperrt ist und uns gleich der alternative Umweg einfällt[4].

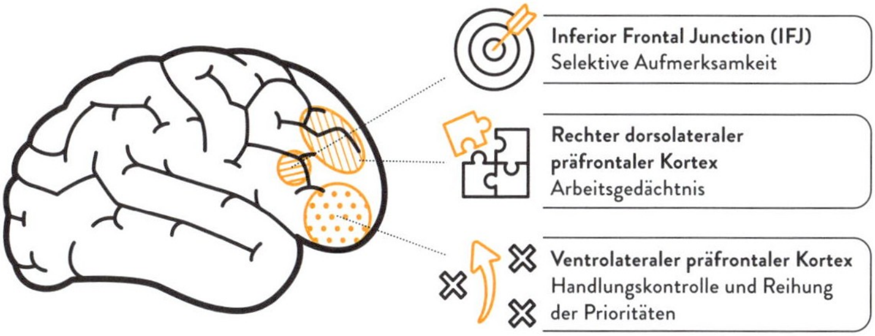

KOGNITIVE KONTROLLE

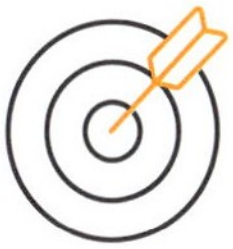

Wir knüpfen hier an mein Problem im Büro an, als es furchtbar anstrengend für mich war, Stimmen und Geräusche zu unterdrücken. Hierfür wollen wir zunächst das erste Netzwerk, die inhibitorische Kontrolle, zu dem auch die selektive Aufmerksamkeit gehört, genauer anschauen. Dieses Netzwerk besteht aus mindestens zwei Gehirnregionen. Die erste ist die Inferior Frontal Junction (IFJ)[5], eine Kreuzung, an der mehrere Brodmann-Areale zusammenkommen (BA 47, 45 und 44). Sie erkennt Reize, die für unser Ziel relevant sind[6] und reiht sie nach Wichtigkeit. Nehmen wir an, wir stehen mit unserem Auto vor dem Zebrastreifen an der Ampel, die gerade grün geworden ist. Jetzt überquert ein Fußgänger noch schnell die Straße vor uns. Wir könnten zwar losfahren, doch der Fußgänger muss unversehrt über den Zebrastreifen gehen können. Die IFJ hat die Prioritäten bereits gereiht: Die Beachtung des Fußgängers ist wichtiger als das Losfahren, obwohl wir schon den Fuß auf das Gaspedal gelegt haben. Die Reihung der Prioritäten alleine ist dennoch nicht ausreichend. Nur zu wissen, dass der Fußgänger wichtiger ist, könnte dazu führen, dass wir trotzdem losfahren. Wir brauchen daher zusätzlich eine Kontrolle über die Handlungen: Hier kommt die zweite Gehirnregion dazu: der ventrolaterale präfrontale Kortex (VLPFC). Er hält die motorische Handlung auf, also unseren Fuß und den Arm, der den ersten Gang schon fast geschaltet hat, oder beseitigt sie ganz, wenn sie nicht zielgerichtet ist[6]. Die Handlung „losfahren" wird somit abgebrochen und durch „stehen bleiben" kurzfristig ersetzt. Sobald der Fußgänger in Sicherheit ist, wird wieder in die ursprünglich geplante Handlung geswitcht und wir fahren los, vorausgesetzt, die Ampel ist immer noch grün. Ist sie rot geworden, schaltet sich die kognitive Kontrolle wiederholt ein.

Wie wirkt sich Bewegung auf Multitasking aus?

Nun ist es klar, dass unsere kognitive Kontrolle nicht weniger wichtig ist als unser Gedächtnis, damit wir gekonnt das Leben meistern. Sie werden sich fragen, inwiefern es gut ist, wenn Sie sich auch für Ihre kognitive Kontrolle bewegen, wenn Sie laufen gehen oder Rad fahren, und was passiert im Gehirn währenddessen? Wissenschaftler an der Universität Nizza sind diesen Fragen nachgegangen[7]. In ihrem Experiment strampelten 22 Probanden auf einem Ergometer auf zirka 60 % ihrer aeroben Reserven, nicht wissend jedoch, wie lange genau. Sie waren zwar informiert worden, dass es mindestens zehn und maximal sechzig Minuten dauern könnte, aber den genauen Zeitpunkt, wann sie aufhören würden, kannten sie nicht. Sie legten also guten Tritts los. „Guten Tritts" bedeutet nicht bei jedem dasselbe: Es hängt von Training, Fitness, Alter und Veranlagung ab. Bei mir entspricht das einer Geschwindigkeit von ca. 15 km/h mit meinem schweren Alu-Mountainbike samt gefüllten Packtaschen auf einer mehr oder weniger ebenen Strecke. Bei Ihnen ist es möglicherweise anders. Die Kollegen in Nizza wollten sehen, was diese Anstrengung in jenen Regionen des Vorderhirns bewirkt, die Multitasking steuern, insbesondere im rechten dorsolateralen präfrontalen Kortex – einem Hotspot der Aufmerksamkeit. Dazu war es notwendig, ins lebende, radelnde Gehirn zu schauen. Das konnten sie ausschließlich mittels Nahinfrarotspektroskopie, auch NIRS genannt. Diese Methode misst den Sauerstoffgehalt im Blutfluss, ähnlich wie die funktionelle Magnetresonanztomographie (fMRT). Im Gegensatz zu Letzterer aber, die in einem Scanner und strikt regungslos durchgeführt werden muss (dafür präziser ist), kann NIRS bei Menschen eingesetzt werden, während sie sich bewegen. Eine vergleichsweise einfache Vorrichtung, ein spezielles Stirnband, auf dem Optoden (sehen aus wie große Dübel) befestigt sind, macht dies möglich. Die Hälfte der Optoden – aus rotem Plastik – schießt infrarotes Licht in die Rinde der Probanden hinein. Die andere Hälfte (meistens blau) nimmt das Licht wieder auf, nachdem es durch die Rinde gereist ist, sich dort gekrümmt hat, um wieder nach außen zu dringen. Tatsächlich: Das infrarote Licht geht durch die Haare, die Kopfhaut, den Schädelknochen, die Gehirnhäute, das Gehirnwasser

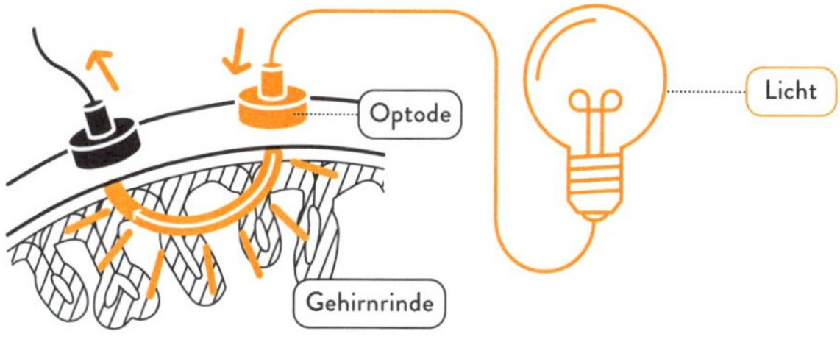

NIRS

bis in die Rinde hinein und kommt wieder heraus. Das Prinzip, worauf NIRS basiert, ist die Lichtbrechung. Wenn die Neuronen an einer Stelle intensiv arbeiten, brauchen sie mehr Sauerstoff. Nun bricht das Licht beim sauerstoffreichen Blut anders als beim sauerstoffarmen. Die Lichtbrechungswerte, die von den aufnehmenden (blauen) Optoden registriert werden, zeigen, welche Regionen auf der Gehirnrinde besonders aktiv sind.

Bei den Probanden am Ergometer in Nizza hatten die Wissenschaftler erwartet, dass sich die mentale Anstrengung, die für das Aufrechterhalten physischer Aktivität notwendig ist, im Gehirn während des Radelns zeigt und diese die Multitasking-Regionen betrifft. Wie kann man sich das vorstellen? Nehmen wir an, wir sind gemeinsam einen ganzen Tag entlang der Donau mit dem Rad unterwegs. Wir wollen eine Strecke von – sagen wir – achtzig Kilometern zurücklegen, um von Wien aus die Stadt Melk zu erreichen und das wunderschöne Benediktinerkloster zu besichtigen. Wir stellen uns darauf ein, dass die Anstrengung einige Stunden dauern wird. Im Wissen, dass wir viele Kilometer vor uns haben und dass wir guten Tritts vorankommen müssen, konzentrieren wir unser ganzes Denken und Handeln auf die Aufrechterhaltung des Tretens. Das ist die sogenannte „mentale Anstrengung“, die wir beim Sport erleben. Dies geht jedoch mit einer Zweitreihung vieler anderer Gedanken und Wahrnehmungen einher: egal ob die Jahresplanung für unsere Firma nächste Woche abgeschlossen werden muss, die Hose zwickt, der Muskelkater vom Vortag noch zu spüren ist und unser Hintern schmerzt. Wir schalten ab und treten in Richtung Melk. Das ist unser Hauptziel. Irgendwann nehmen wir auch diesen Zustand des Abschaltens wahr und fangen an, die Welt um uns herum zu sehen, die grünen Donauufer zu bewundern, das Rauschen des Wassers zu hören, den Duft des Laubs entlang der Strecke wahrzunehmen.

Dieses „Abschalten“ haben die französischen Forscher nun tatsächlich bei den Probanden festgestellt: Das Radeln am Ergometer, ohne zu wissen, wann die Anstrengung aufhört, bewirkt weniger Aktivität im präfrontalen Kortex, also in der kognitiven Kontrolle. Nun führt das Abschalten zu einer Entlastung und auch zu einer Erholung jener Regionen, die Multitasking betreiben. Sport macht also nachweislich den Kopf wieder frei. Viel mehr noch: Vielleicht haben Sie schon erlebt, dass Sie beim Radfahren oder Laufen gute Ideen haben oder Ihnen Lösungen einfallen, über die Sie im Büro länger erfolglos gegrübelt haben. Ihre subjektive Wahrnehmung stimmt: Man wird während der Bewegung kreativer. Warum es so ist, haben die Wissenschaftler in Nizza mit diesem einen Experiment ebenfalls entdeckt. Die Untersuchung des sauerstoffangereicherten Blutes auf der Rinde hat gezeigt, dass sich zwar das Netzwerk für Multitasking ausschaltet, dafür aber das Ruhezustandsnetzwerk (in der Fachwelt als *Default Mode Network*[8] bekannt) aktiv wird. Es besteht aus unterschiedlichen Regionen auf der Gehirnrinde, die starke Verbindungen zum Hippocampus haben. Wie der Name sagt, schaltet sich dieses Netzwerk ein, wenn wir „nichts tun“, also keine Aktivität an den Tag legen, tagträumen, wenn wir einfach da sind und an „nichts“ bewusst denken. Ausgerechnet im Ruhezustandsmodus sind – entgegen unserer Vorstellung – viele Regionen aber hochaktiv. Unter ihnen findet ein reger Informationsaustausch statt. Deswegen erleben wir, dass uns manchmal etwas einfällt, woran wir gar nicht gedacht haben, oder die bessere Lösung für das Problem plötzlich da ist. Der Hippocampus im Ruhemodus lässt manches Stück Erinnerung auch raus, die er „versteckt“ hatte, von der wir auch gar nichts mehr wussten. Was für eine tolle Studie ist den Kollegen aus Nizza gelungen!

Ahnen Sie schon, wann mir die Idee zu diesem Buch gekommen ist? Natürlich! Während des Radfahrens. Letzten Sommer bin ich alleine in sechs Tagen von Wels, der Stadt, in der ich wohne, nach Triest geradelt, über Salzburg, Bad Gastein, den Faaker See, Udine und Aquileia. Während der langen Etappen – ich saß neun bis zehn Stunden täglich auf dem Rad – war mein Kopf lediglich damit beschäftigt, kräftig in die Pedale zu treten. Die kühle Brise aus den Bergen bildete an meinen Armen kleine Wirbel, die sich wie Federn anfühlten, der Geruch des trocknenden Heus auf den Wiesen durchströmte meine Nase, und das Läuten der Glocken einer Gebirgskapelle begleitete mich aus der Ferne. Ich dachte nicht an Publikationen, Experimente, Konferenzen. Meine Beine brachten mich jede Stunde nur näher an mein Ziel. Und irgendwann kam mir die Idee zu diesem Buch, Kapitel für Kapitel. Ein Buch, damit mir eines Tages mehr Menschen auf einem solchen Radweg begegnen, mit ihren vollen Packtaschen, glücklich darüber, dass sie es allein mit der Kraft ihrer Beine nach Triest schaffen, und glücklich darüber, dass sie im Kopf ganz fit sind.

Wie komme ich überhaupt auf die Idee, eine solche Radfahrt zu machen? Seit mindestens zehn Jahren mache ich nur noch bewegte Urlaube für mein Gehirn. In diesem Fall wollte ich einmal alleine die Alpen überqueren, mit Sack und Pack, dank meiner Kraft. Nebenbei bemerkt: Die Strecke war traumhaft. Sie hat ihre Ansprüche gestellt, manche Etappe war nicht harmlos, wie jene, die mich vom Faaker See bis ins Hinterland von Udine geführt hat: 135 Kilometer und fast tausend Höhenmeter an einem Tag!

Dennoch war diese Radreise ein Genuss: die Distanz zu überwinden, durch Wald und Wiese, entlang der Flüsse, an Seeufern, frühchristlichen Kirchen und Kunststädten vorbei, um ans Meer zu gelangen, durch die Lagune von Grado, um am Ende, nach einem kurzen Stopp am Schloss Miramare, in die Triester Altstadt einzutauchen. Als ich an der Küstenstraße von Triest die letzten Kilometer mein Rad einfach hinunterlaufen ließ, war ich von Freude erfüllt, ich hätte aus Glück jeden umarmt! Auf meiner Facebook-Seite werden Sie viele Eindrücke von diesem Abenteuer finden (Einträge nach dem 13. August 2017). Ich konnte diese traumhaften Erlebnisse nicht für mich behalten, so wie all das Wissen, das in dieses Buch fließt. Ich wollte die Bilder und Impressionen und die Freude an der Bewegung mit Menschen teilen, aus Dankbarkeit!

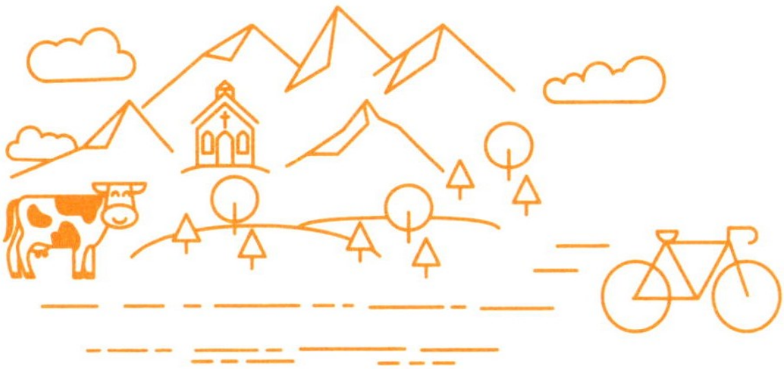

Multitasking und meine kurzen Leipziger Nächte

In meinem Leipziger Büro hatte ich die Schwierigkeiten mit dem Multitasking, weil diese Mechanismen gestört waren. Warum wohl? Die Antwort ist in meinem Fall klar: Ich schlief zu jenem Zeitpunkt einfach zu wenig[9]. Mein Schlaf war durch die vielen Gedanken und Ängste zu versagen gestört. Natürlich ließen sich die Probleme, die mich damals schlaflos machten, lösen. Es war nicht wert, ganze Nächte zu wachen, weil ich den Scanner noch nicht selbst programmieren konnte und kein Argument für den Gutachter zum Thema X in der Publikation hatte. Dennoch plagten mich diese Gedanken in der Nacht. Ich wachte auf, konnte nicht mehr einschlafen, manchmal schlief ich gar nicht ein und ging dann schon um fünf oder sechs Uhr ins Büro.

Was hatte es für einen Sinn, sich im Bett zu wälzen, wenn man nicht schlafen kann? Zu dieser unchristlichen Zeit kamen mir regelmäßig die Putzkolonnen entgegen, auf dem Weg von unserer Abteilung in die nächste. Die Frauen unterhielten sich frohen Gemüts, lachten, begrüßten mich freundlich, und jedes Mal dachte ich: Ach, wäre ich doch Reinigungsfrau geworden, dann hätte ich heute Nacht bestimmt gut geschlafen!

Die negativen Auswirkungen von Schlafmangel auf unsere kognitiven Fähigkeiten sind zahlreich[10], darunter auch die Beeinträchtigung der kognitiven Kontrolle[11]. In Experimenten an Menschen lässt man die Probanden eine oder mehrere Nächte im Schlaflabor wach liegen. Danach werden sie einigen Tests unterzogen, die unter anderem ihre Fähigkeit prüfen, zwischen geistigen Aufgaben zu switchen[12–14]. Einer davon ist der Stroop-Test[15], benannt nach seinem Erfinder John Stroop. In verschiedenen Versionen vorhanden, enthält der Test einen Konflikt in der Informationsverarbeitung. Es werden die Namen verschiedener Farben präsentiert, Blau, Grün, Schwarz usw., sie sind aber in anderer Farbe geschrieben. Blau ist in Schwarz geschrieben, Grün in Gelb, und so weiter. Die Aufgabe der Versuchsperson besteht darin, die Farbe zu sagen, in der das Wort geschrieben ist, also nicht das Wort vorzulesen. Wenn Sie jetzt den Test machen würden, müsste Ihre erste richtige Antwort „Gelb“ lauten, danach „Schwarz“ …

BLAU GRÜN SCHWARZ GELB
GELB GRAU ORANGE GRÜN
ROT SCHWARZ BLAU SCHWARZ
GRÜN GELB ORANGE GRAU
ROT SCHWARZ GELB BLAU

Wie verarbeitet unsere kognitive Kontrolle diese Aufgabe? Das Ziel ist es, die Farbe zu sagen. Da wir aber Buchstaben automatisiert lesen, wird das Lesen unterdrückt und nachgereiht. Die Farbe muss benannt werden. Wir switchen vom Lesen auf das Benennen der Farbe. Es kann aber auch sein, dass Wort und Farbe zusammenpassen. In diesem Fall switchen wir auf einer höheren Ebene: Die Aufgabe ist dann nicht, Inkongruenz zu finden, sondern Kongruenz zu bestätigen. Bei einem Stroop-Test sind die ersten paar Antworten leicht. Wenn der Test aber länger dauert, wächst die Anstrengung. Man braucht für jede Benennung immer länger oder man schafft das Unterdrücken des Lesevorganges nicht mehr, und falsche Antworten kommen. Je weniger man geschlafen hat, umso qualvoller ist der Stroop-Test, vergleichbar mit dem Unterdrücken der vielen Geräusche in einem Drei-Mann-Büro.

Ich wusste damals schon, dass der Schlafmangel meine kognitive Kontrolle beeinträchtigte, wollte aber trotzdem aus diversen Gründen nicht zu Schlafmitteln greifen. Ich dachte immer, dass die nächste Nacht sicher besser würde, leider war es selten der Fall. Und mir half auch kein Yoga und keine Einschlafmusik. Mein Schlaf kam erst mit dem Radfahren zum Cossi zurück und verbesserte sich zusätzlich, als ich anfing, regelmäßig zu laufen. Abends war ich meistens so müde, dass ich mich dem Schlaf nicht widersetzen konnte. Im Lauf der Monate kehrte er wie von selbst zurück, so wie es die Literatur belegt[16]. Mit dem Schlaf wurden auch meine kognitiven Funktionen merkbar besser[17] und irgendwann wusste ich viel nicht nur zum Hippocampus, sondern auch zur kognitiven Kontrolle. Ich legte in dieser Phase meines Leipziger Aufenthaltes die Grundlagen zu diesem Buch.

Interessant ist zu wissen, dass die meisten Schlafstudien mit Tieren gemacht werden und nicht mit Menschen, weil

Menschen zu viele Faktoren in ihrem Leben haben, die den Schlaf beeinflussen. So ist es sehr schwer, eine homogene Population für ein Schlafexperiment zu finden. Die Teilnehmer sollten keine Probleme in der Beziehung, im Job, mit der Gesundheit, in der Familie, der Nachbarschaft usw. haben. Jeder kleine Gedanke kann den Schlaf eines menschlichen Probanden ausgerechnet am Tag, an dem das Experiment stattfindet, beeinflussen und somit auch die Experimentergebnisse. Bei Tieren ist es anders. Sie werden alle gleich gehalten, mit der gleichen sozialen Interaktion, im gleichen Käfig, und sie fressen zum gleichen Zeitpunkt dasselbe Futter. So ergeben die Experimente mit Nagern eindeutige Resultate: Wenn sie zuerst Schlafstörungen entwickelt hatten, weil die Wissenschaftler während der Nacht an ihren Käfigen gerüttelt oder sie mit Lärm oder Lichteinwirkung geweckt hatten, haben die Mäuse von der Bewegung in ihrem Laufrad profitiert: Sie hat den Schlaf wiederhergestellt[18]. Wollen Sie wissen, wie ich nach den 135 Kilometern vom Faaker See nach Grions del Torre (dem kleinen Dörfchen im Hinterland von Udine) in meinem gepflegten und freundlichen Bed & Breakfast geschlafen habe? Wie ein glückliches Baby!

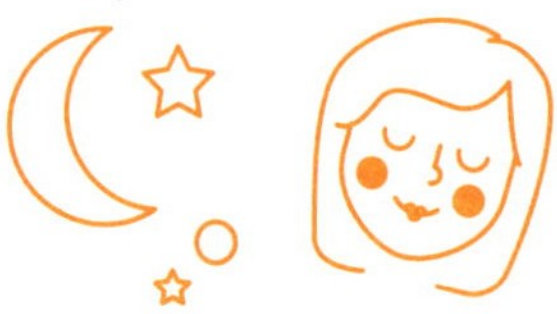

Wenn Kinder beim Lernen Musik hören

Haben Sie schon Diskussionen mit Ihren halbwüchsigen Kindern geführt, weil sie während des Lernens Musik hören und Sie aber meinen, dass dies die „Konzentration" störe? Vergessen Sie nicht: Ihr Erlebnis mit Multitasking muss nicht jenem Ihrer Kinder entsprechen. Ihr Nachwuchs kann die Musik besser als Sie „ignorieren", wenn das Mathe-Problem gerade mehr Aufmerksamkeit braucht. Die kognitive Kontrolle ist ein Mechanismus, der in der Kindheit „wächst“ und im Teenageralter seine maximale Leistungsfähigkeit erreicht[19], um dann im Erwachsenenalter langsam wieder abzunehmen. Deswegen können Ihre Kinder behaupten, sie seien Multitasking-Talente, wenn sie gleichzeitig fernsehen, Aufgaben machen, WhatsApp-Nachrichten versenden und nebenbei noch Facebook offen haben. Dennoch sind auch bei Teenagern Grenzen der Kapazität gesetzt und irgendwann wird auch das Aufgabenmachen unter den vielen anderen „wichtigeren“ Tätigkeiten untergehen. ☺

Trotz Multitasking-Hochleistungen hat auch in diesem Alter regelmäßige Bewegung eine positive Auswirkung auf die kognitive Kontrolle. So untersuchte die Arbeitsgruppe um Markus Kiefer an der Universität Ulm, ob fitte 14-Jährige eine bessere kognitive Kontrolle haben als Gleichaltrige, die sich nicht viel bewegen, und ob einmaliges intensives Training dies kurzfristig verändern kann[20]. Insgesamt nahmen 35 Mädchen und Jungen an verschiedenen Tests teil, wodurch ihre körperliche Fitness bestimmt wurde. Dies ergab zwei Subgruppen: Eine war durchschnittlich, die andere fit. Die Jugendlichen führten einen Flanker-Test durch[15]. Ähnlich wie der Stroop-Test wird er eingesetzt, um kognitive Funktionen zu überprüfen, unter anderem die Aufmerksamkeit und die Fähigkeit, inkongruente Reize zu erkennen. Nach den Tests absolvierten die Probanden eine intensive Bewegungsphase von zwanzig Minuten am Laufband bei 60 % Lungenkapazität. Das ist ein Wert, bei dem die meisten anfangen zu schnaufen. Nach einer kurzen Pause wiederholten die Jugendlichen den Flanker-Test. Die Wissenschaftler stellten fest, dass sport-

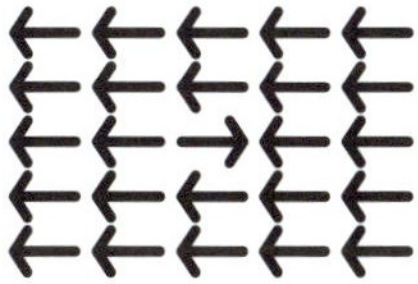

Ziel ist es, so schnell wie möglich die Richtung des Pfeils in der Mitte zu erkennen.

FLANKER-TEST

liche Jugendliche bessere Ergebnisse erzielten, aber auch, dass die zwanzig Minuten intensives Training keinen Einfluss auf die Flanker-Tests beider Gruppen hatten.

Während des zweiten Flanker-Tests wurde den Jugendlichen eine Kappe mit Elektroden aufgesetzt. Sie diente dazu, die Stromaktivität in ihrem Gehirn mittels Elektroenzephalographie zu messen, nach der Methode der ereigniskorrelierten Potenziale (EKP). Sie gibt Aufschluss darüber, wie das Gehirn auf Ereignisse, die wir erleben, reagiert. Wenn ein Gehirn einen Reiz aus der Außenwelt erhält, zeigt es innerhalb von Millisekunden eine vom Ereignis ausgelöste besondere elektrische Aktivität. Diese wird auch „Komponente" genannt. Eine Komponente ergibt sich, weil die Neuronen an der dafür vorgesehenen Stelle den Reiz in einer konzertierten Aktion verarbeiten und sich dafür alle plötzlich elektrisch „melden". Hat man die Elektroden auf dem Kopf platziert, kann man mit einem Verstärker ihre Arbeit „abhören" und aufzeichnen. So entsteht ein Elektroenzephalogramm.

Haben die Gehirne der beiden Teenagergruppen unterschiedlich reagiert? In der Tat zeigten die sportlichen Kids in der EKP-Ableitung bessere Werte als die unsportlichen. Diese Werte weisen auf effizientere Vorbereitung auf die gestellte

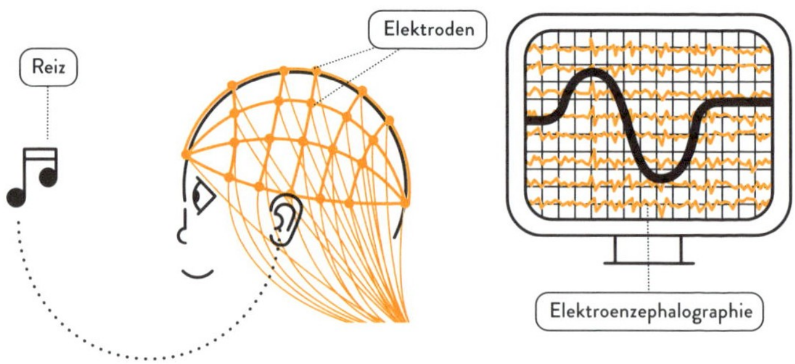

EREIGNISKORRELIERTE POTENZIALE (EKP)

Aufgabe, auf die Fähigkeit, irrelevante Reize zu unterdrücken (wie eben Musik während des Lernens), aber auch auf gesteigerte Aufmerksamkeit hin. Warum dies so ist, konnte die Forschergruppe um Markus Kiefer in der Publikation aus dem Jahr 2009 noch nicht beantworten. Dazu kam erst kürzlich eine andere Gruppe aus Kanada. Sie fand heraus, dass Bewegung – in diesem Fall sogar eine einzige sportliche Session – die Erregbarkeit der Neuronen in den Regionen der kognitiven Kontrolle steigert. Sie reagieren dadurch schneller und besser[21].

Sie werden sich zwischendurch gefragt haben, warum die Sportstunden in der Schule immer weniger werden und die Schulbehörden endlose Diskussionen über ein Stündchen täglicher Bewegung führen. So wie in anderen Bereichen haben Menschen zu wenig Wissen über das Gehirn und seine Funktionen. Deswegen geht es um Meinungen, die unterschiedlich sein können. Mit etwas Glück setzt sich die richtige durch, sonst leider die falsche, Pech gehabt! Dennoch, selbst wenn die Schule unseren Kindern nicht genug Möglichkeiten bietet, sich ausreichend zu bewegen, Sport zu treiben und dadurch geistig fit zu sein, können wir das gut in Angriff nehmen. Wir können gemeinsam mit ihnen Bewegung machen. Dafür ist es nie zu spät!

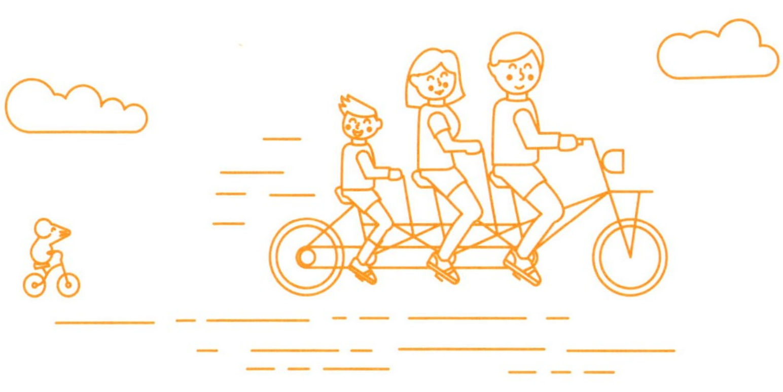

Kognitive Kontrolle im Alter

Es kommt mir manchmal vor, als ob in der Bevölkerung ein Missverständnis herrschte: Viele meinen, ein altes Gehirn sei auch ein dementes. Dass im Alter die geistige Leistung der meisten Menschen abnimmt, ist bekannt. Das ist aber nicht damit gleichzusetzen, dass alte Menschen an Demenz leiden. Ihr Gedächtnis lässt einfach nach. Aber es gibt auch „alte“ Gehirne, die hervorragend funktionieren. Ich denke an einige Wissenschaftler, die mit weit über achtzig noch weltweit zu Konferenzen fahren, als Mentoren oder Ratgeber und sogar als Ko-Autoren für ihre Zöglinge wirken.

Zugegebenermaßen wird im Alter die kognitive Kontrolle schwächer[22]. Präfrontale Bereiche des Gehirns, die wir in diesem Kapitel kennengelernt haben, aber auch der vordere Gyrus Cinguli, erfüllen ihre Funktionen nicht mehr so gut, wie in den Jahrzehnten davor[23], auch sie schrumpfen. Während es für die Betroffenen selbst oft gar nicht wahrnehmbar ist, kann man diese geminderte Leistung manchmal im Straßenverkehr beobachten. Wer kennt den Lenker auf der Autobahn nicht, der vielleicht nur 90 km/h fährt, wenn 130 erlaubt sind? Er wirkt meistens auch angestrengt. Es ist möglich, dass dieser Autofahrer seine gesamten kognitiven Ressourcen braucht, um die Hauptaufgabe zu erfüllen, also unfallfrei von A nach B zu kommen. Während ein junger Mensch alles im Visier hat, dadurch, dass er schnell switchen kann, hat der ältere Schwierigkeiten, die relevante Information zu sortieren, zu behalten und die unwichtige zu unterdrücken[24]. Es geht meistens gar nicht um ein eingeschränktes Sichtfeld. Aus diesem Grund reicht es nicht aus, das Sehvermögen zu prüfen, um die Gül-

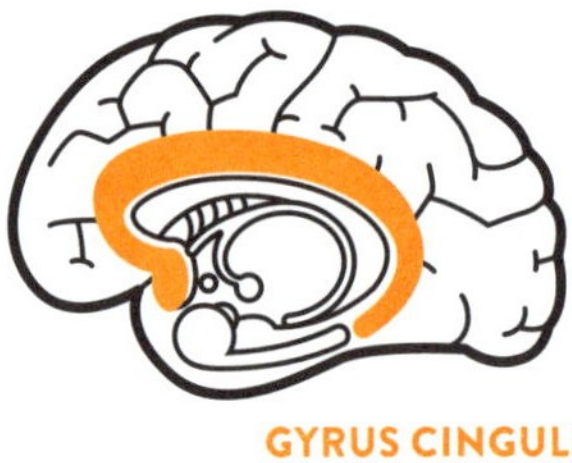
GYRUS CINGULI

tigkeit des Führerscheins zu verlängern. Dass sich manche Verkehrsteilnehmer dem langsamen Autofahrer gegenüber ungeduldig oder aggressiv verhalten, indem sie hupen oder beim Überholen den Vogel zeigen, verbessert die Lage nicht. Ganz im Gegenteil: Ein solches Verhalten gefährdet alle. Es kann sogar passieren, dass der ältere Mensch die Verarbeitung dieses Reizes - wie Hupen oder unpassende Gesten - schwer unterdrücken kann und dies zu gravierenden Folgen führt.

Auch bei Menschen, deren kognitive Kontrolle in die Jahre gekommen ist, kann Bewegung die Switching-Fähigkeiten verbessern. Diese Erkenntnis geht bereits auf das Ende der neunziger Jahre zurück[25]. In einer groß angelegten Studie trainierten Kramer und seine Kollegen 124 Versuchspersonen zwischen 60 und 75. Die Hälfte der Gruppe ging ein halbes Jahr lang aerob walken, die andere Hälfte machte auch Bewegung, jedoch Stretching-Übungen und solche, die den Muskeltonus erhöhen. Vor Beginn des Experiments wurden die kognitiven Fähigkeiten der Probanden gemessen, darunter das Switching. Am Ende wiederholten die Wissenschaftler die Tests. Alle erzielten bessere Resultate als vor dem Training, die Walking-Gruppe jedoch die besten. Bemerkenswert ist, dass nur die natürliche Bewegung, also das aerobe Walken, diese Wirkung zeigte.

Wer rastet, der rostet

Ein kürzlich erschienener Übersichtsartikel[26], der die Resultate von 19 Publikationen zusammenfasst, belegt widerspruchslos den Zusammenhang zwischen Bewegung und Steigerung der motorischen - und das ist naheliegend -, aber auch der kognitiven Fähigkeiten ebenfalls bei älteren Menschen. Was in diesem Übersichtsartikel jedoch zum Ausdruck kommt, ist, dass die Kombination von Bewegung und geistigem Training die allerbesten Resultate erzielt. Es geht nicht ausschließlich darum, sich zu bewegen, damit man Angiogenese, Neurogenese und Synaptogenese[27,28] anregt, die wir in diesem Buch bereits besprochen haben. Bewegung verdichtet zwar die grauen Zellen im präfrontalen Bereich[29] und die weiße Substanz[30], aber wir müssen die neuen Zellen auch beschäftigen, damit sie uns bleiben und unsere Kognition tragen. Beschäftigen wir sie nicht, sterben sie innerhalb einiger weniger Wochen. Wir müssen also etwas tun, damit unsere kognitive Kontrolle trainiert wird.

Fremdsprachen zu erlernen ist eine der Tätigkeiten, die diese Aufgabe nachweislich gut erfüllen können[31]. Das Wechseln von der einen zur anderen Sprache trainiert das Switching, ausgerechnet jene Regionen, die im Alter schwächeln. Wenn wir unseren Gehirnzellen eine solche Aufgabe stellen, kommunizieren sie miteinander, sie sind aktiv und diese Aktivität macht sie langlebiger. Darüber hinaus ist Fremdsprachenlernen eine sinnvolle Anti-Aging-Maßnahme in jeder Hinsicht, denn man lernt nicht nur die Sprache: Man erfährt Spannendes und Interessantes über Land und Leute, erweitert den eigenen Horizont und kann selbstständig Reisen unternehmen.

Sie haben einen Hometrainer im Schlafzimmer, den Sie als erweiterte Kleiderablage benutzen, und Sie überlegen, ob er bald ins Wohnzimmer wandern soll, damit Sie Ihre Englisch-Vokabeln radelnd lernen? Die gleiche Idee hatte Maren, damals in unserem Büro. So kaufte das Max-Planck-Institut ein solches Gerät, und 105 Versuchspersonen zwischen 18 und 30 Jahren nahmen an ihrer Studie teil[32]. Die Aufgabe bestand darin, 80 Polnisch-Vokabeln samt ihrer Übersetzung auf Deutsch zu lernen, welche die Probanden über Kopfhörer eine halbe Stunde lang präsentiert bekamen. Ein Drittel der Probanden, die „Relax-Gruppe", hörte im Sitzen auf einem bequemen Fauteuil. Das zweite Drittel ging zuerst eine halbe

Stunde auf den Hometrainer und hörte danach die Vokabeln an. Die dritte Gruppe radelte und hörte gleichzeitig die Vokabeln. Nach der jeweiligen Lernphase absolvierten die Probanden einen schriftlichen Test, in dem sie die Vokabeln von der einen in die jeweils andere Sprache übersetzen mussten. Die besten Resultate wurden von den Frauen in der dritten Gruppe erzielt, die beides gleichzeitig gemacht hatten. Warum aber nur von den Frauen? Maren fand es zu jenem Zeitpunkt nicht heraus.

Sie ging später an die Universität Frankfurt und führte dort eine weitere Studie[33] zu diesem Thema durch, diesmal mit 80 Polnisch-Vokabeln und mit einem Laufband. Die Probanden gingen diesmal eine halbe Stunde auf dem Laufband spazieren und lernten währenddessen 40 Vokabeln. 72 Stunden später lernten sie weitere 40 Vokabeln, diesmal aber im Sitzen. Wie erwartet, lernten die Probanden besser, wenn sie sich während des Lernens bewegt hatten.

Haben Sie einen Hometrainer oder ein Laufband, das irgendwo verstaubt oder als Blumengestell bzw. Kleiderablage missbräuchlich verwendet wird? Jetzt ist die Zeit gekommen, dass Sie es in Betrieb nehmen. Wollen Sie während des Tretens keine Fremdsprache lernen? Dann schauen Sie eine schöne Dokumentation an. Ihr Gehirn sagt bestimmt: Danke schön!

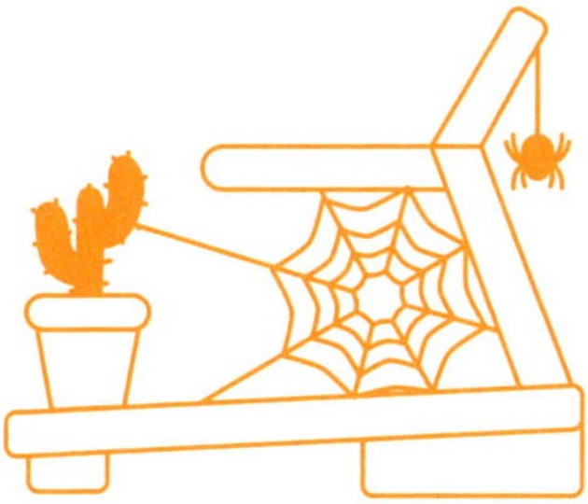

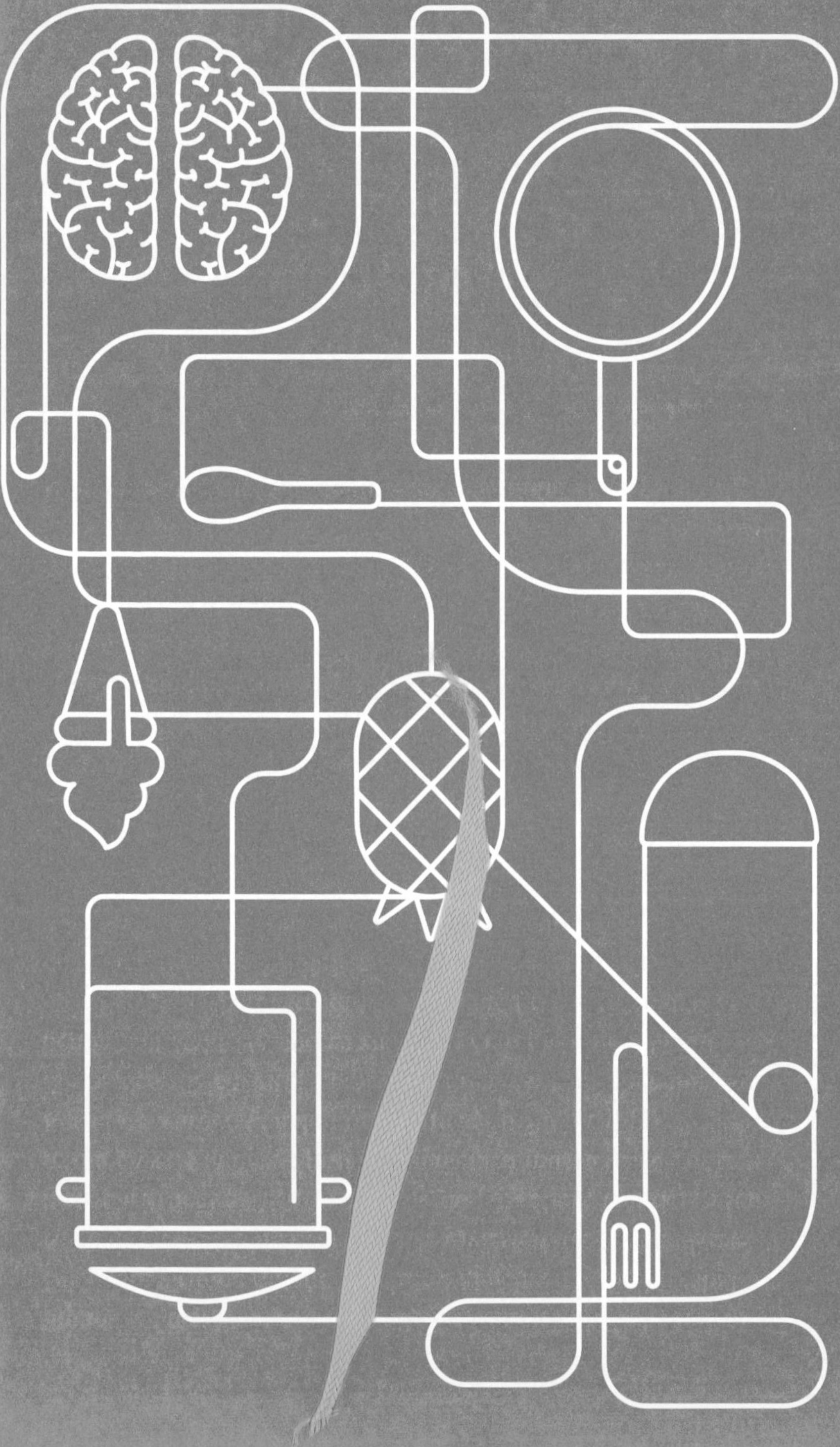

5

ESSEN UND GEHIRN (UND BEWEGUNG)

Als Teenager habe ich meine Eltern arm gefressen. Als ich zu Mittag von der Schule nach Hause kam, kochte das Nudelwasser. Mein erster Gang war zum Kühlschrank und ich stöberte auf der Suche nach einer Vorspeise. *Prosciutto, salame?* Duftend, alles frisch vom Metzger, zwei Stunden zuvor eingekauft. Ich machte mich über ein Päckchen her und aß schon mal die Hälfte davon, vielleicht fünfzig Gramm oder mehr. Dazu Weißbrot, ein paar Oliven und eingelegtes Gemüse, Paprika, Melanzani oder Artischocken, eine der vielen Spezialitäten meiner Mutter. Dann kam ein ordentlicher Teller Nudeln mit einer frisch zubereiteten Sauce oder ein Risotto, Suppe selten, wir waren keine Suppenesser. Darauf folgte die Hauptspeise, Fleisch oder Fisch mit warmer Gemüsebeilage, zum Beispiel in Butter geschwenkter Spinat, und ein frischer Salat. Am Ende bediente ich mich am Obst: ein Apfel und eine Orange und ein paar Mandarinen. Ja, ich sage „und“, nicht „oder“, ich staune noch selbst, wenn ich mir die Mengen vergegenwärtige. Ich war dann satt und ging zurück in die Schule. Am Nachmittag, nach der Schule, trank ich einen Tee, dazu *biscotti* – süße Kekse. Nein, nicht einen oder zwei … schon mehrere. Und abends hatte meine Mama das nächste Menü gezaubert, in der Menge und der Variation wie das Mittagessen. So ein gefräßiger Nachwuchs war ich.

Warum reden wir in diesem Buch über Essen, wenn es um den Einfluss von Bewegung auf das Gehirn geht? Weil Übergewicht jener Faktor ist, der die meisten Menschen davon abhält, sich zu bewegen, und deswegen, weil auch Übergewicht dem Gehirn schadet und in der Folge auch unseren geistigen Fähigkeiten. Alles hängt miteinander zusammen.

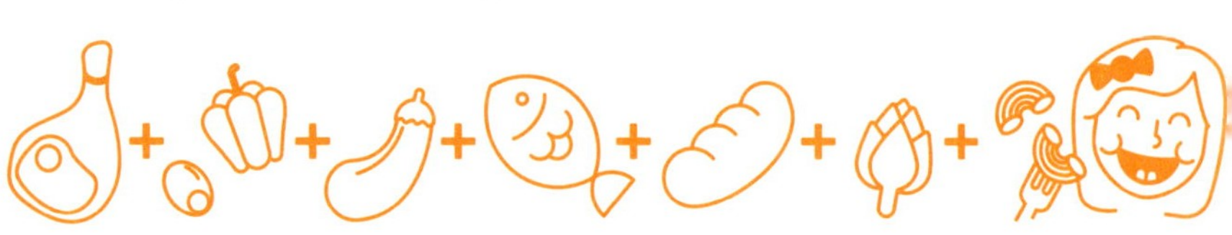

Essen, unsere große Freude – unsere große Sorge

Zuerst die evolutionäre Begründung: Damit unsere Spezies vorankommt, hat uns die Evolution mit dem Mechanismus der Freude ausgestattet. Wir empfinden Freude, wenn wir unsere Lieblingsspeise sehen, wenn wir sie riechen, schmecken, gegebenenfalls in die Hand nehmen können. Alle Handlungen, die auf Essensbeschaffung ausgerichtet sind, führen wir mit Freude durch. Wir kaufen gerne Lebensmittel ein, wir verbringen viel Zeit bei kunstvoller Zubereitung, wir zelebrieren das Decken des Esstisches mit schönem Geschirr, wir dekorieren ihn, zünden eine Kerze an, um dann genüsslich Speis und Trank zu uns zu nehmen. All das macht uns Freude, Spaß. Dasselbe gilt für die andere Tätigkeit, die zur Erhaltung der Spezies genauso wichtig ist wie das Essen: die Paarung. Zumindest in jener Zeit, in der wir die biologische Fähigkeit haben, uns zu vermehren, gehen wir sehr gerne aus, lernen Leute kennen, es macht großen Spaß, die richtige Kleidung, den Schmuck, die Schminke, das Parfum zu kaufen. Bewusst oder unbewusst ist dies alles aufs Flirten ausgerichtet, auf die Suche nach dem optimalen, genetisch passenden Partner. Alles dreht sich um Sex. Aber auch Sex muss währenddessen Spaß machen, ansonsten würden wir die Aufgaben der Evolution nicht erfüllen. Die zwei wichtigsten Dinge im Leben – Essen und Sex – sind also ganz klar evolutionsgesteuert. Wie kommt dieses Gefühl der Freude und des Spaßes aber zustande?

In der Tiefe des Gehirns verbergen sich sogenannte dopaminerge (Dopamin produzierende) Kerne mit furchterregenden Namen: *Substantia Nigra*, *Nucleus Accumbens*, *Ventral Tegmental Area*. Es handelt sich um erbsengroße Strukturen aus Neuronen, die eine spezielle Aufgabe erfüllen: Sie schütten den Botenstoff Dopamin aus, jene Substanz, die uns Freude und Spaß verspüren lässt. Dopamin regt nämlich unser

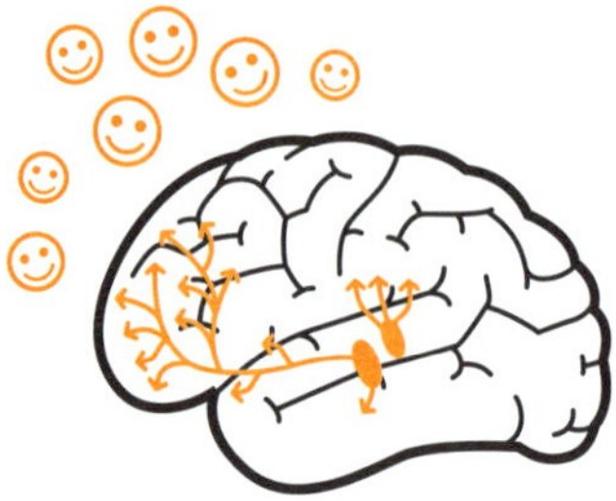

DOPAMINKREISLAUF

Belohnungssystem an, ein Gehirnnetzwerk[1], das unser Handeln steuert. Wir tun etwas freiwillig, wenn es nach unserem Empfinden ein Genuss ist, eine Belohnung mit sich bringt. Sehr gut ist dies zu beobachten, wenn man (vor allem große) Tiere abrichtet. Ein Schwertwal (Orka) im Aquarium von San Diego wird nicht von selbst auf die Idee kommen, aus dem Becken zu springen und das Publikum mit der Flosse zu begrüßen. Er wird dies nur tun, wenn der Trainer eine Beziehung zu ihm aufgebaut hat, die auf Belohnung basiert. Mit Drohungen wird der Mensch beim Orka keine Chancen haben. ☺ So wird das Säugetier sich auf einen auch noch so kleinen Leckerbissen freuen, ein paar Sardinen aus der Hand des Trainers, wenn es auf Pfiff das Kommando richtig ausführt. Die Belohnung wird den Wal motivieren, in Interaktion mit den Zuschauern zu treten und am Ende des Tages eine großartige Show abzuziehen, weil er die Belohnung bekommt. Bei einem Leckerli werden die dopaminergen Kerne aktiv und schicken den Botenstoff ans Belohnungsnetzwerk, wodurch Freude und Motivation entstehen.

Zurück zum Menschen: Die dopaminergen Kerne arbeiten nicht aus Eigeninitiative, wenn wir eine Speise oder einen Menschen sehen, der potenziell mit uns die Evolution weitertragen könnte. Sie werden über eine Reihe von Prozessen von den Sinnen beauftragt, das Dopamin auszuschütten. Belohnung hat verschiedene Gesichter und ist die Basis der Motivation. Ich denke an die Schule zurück: Ich habe in erster Linie für meine Lehrer gelernt, die Note war zweitrangig, ich wollte vor ihnen gut dastehen. Sie waren sehr kompetent, streng und gerecht. Das hat mir imponiert und ich wollte von ihnen gelobt werden, wollte in ihrem Ansehen wachsen (so wie der Orka vor dem Trainer). Es hat mir gutgetan, wenn ich gelobt wurde. Essen empfinden wir auch als Belohnung, doch wie funktionieren diese Mechanismen?

Gehen wir gemeinsam ein Erlebnis durch, das wir alle kennen: das Verschmausen einer frisch gebackenen Semmel, die wir gerade vom Bäcker geholt haben, noch lauwarm und knusprig, nach frischem Brot duftend. Wie verarbeitet das Gehirn diese Information und warum wollen wir die Semmel essen? Welchen Genuss erwarten wir?

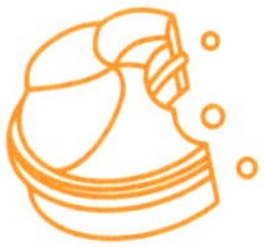

Die lange Reise einer Semmel ins Belohnungsnetzwerk

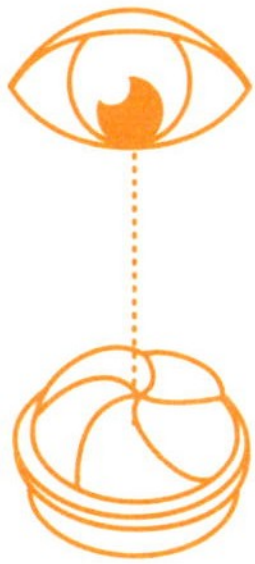

Fangen wir mit dem Anblick des Gebäcks an: Mehrere Sehareale im Hinterkopf sind daran beteiligt, Form, Farbe, Tiefe, Kanten der Semmel, Oberfläche zu verarbeiten, sodass für das Gehirn ein Muster dessen entsteht, was die Semmel ist, in einer Sprache, die die Neuronen verstehen. Dieses Muster wird mit anderen abgespeicherten Mustern verglichen und als handgeformte Semmel erkannt, weil wir sie seit unserer Kindheit als Besonderheit im Brotkörbchen auf dem Sonntagstisch erleben. Die visuelle Information reist anschließend zum orbitofrontalen Kortex (OC), der Gehirnregion hinter den Augenhöhlen (aus dem Lateinischen *orbita*, dem Wort für Augenhöhle), in der hochinteressante Prozesse stattfinden[2]. Einer davon ist die Bewertung des Aussehens der Semmel: also ob die Form des Gebäcks schön rund, ein bisschen unregelmäßig ist, ob die Brotoberfläche daraus schließen lässt, dass die Semmel frisch und knusprig ist. Allein am Aussehen wird festgestellt, ob dieses Brötchen einen Genuss auslösen kann. Wie heißt es so schön? Allein beim Anblick läuft mir das Wasser im Mund zusammen. Und in der Tat spielt das Bild eine enorme Rolle, weil der OC die Bewertung durchführt, und wenn die Form nicht jene ist, die sie sein sollte, und die Oberfläche beschädigt, die Farbe fahl ist, dann heißt es vom OC, „na ja, essbar, aber aufgebackene Industriesemmel“. Anders gesagt: Das Aussehen der Semmel wird bewertet, aber nicht nur – auch die Aussicht und das Potenzial auf Genuss, auf Belohnung und auf Erlebnis. Haben Sie schon einmal eine himmlische Torte im Kaffeehaus bestellt, die wie die Symphonie der Sinne aussieht, und dann, wenn die Creme Ihre Zunge erreicht, bemerkt, dass dies keine echte Sahne ist, sondern ein künstlicher Industrieschaum? Jetzt wissen Sie, warum Sie enttäuscht sind: Ihr OC hat Ihnen schon beim Anblick der Torte die köstliche Belohnung in Aussicht gestellt, und dann ist diese nicht eingetreten, denn Ihre Zunge und der Geschmackssinn haben festgestellt: keine echte Sahne!

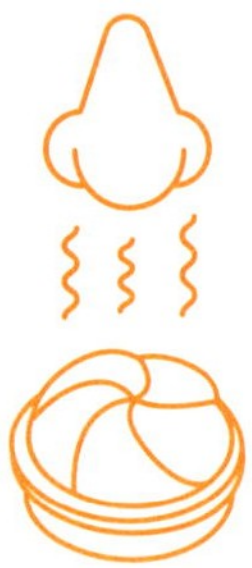

Unsere Semmel hat auch einen Duft. Die Geruchsmoleküle, die man sich wie Kügelchen vorstellen kann, schweben frei in der Luft herum. Wenn man sich nah genug zum Brot befindet, erreichen sie das Riechepithel, eine Fläche in unserer Nasenhöhle, die mit olfaktorischen Zellen bedeckt ist[3]. Abhängig davon, wie die Kügelchen im Riechepithel andocken, wird ein (davor gespeichertes) Geruchsmuster aktiv. Wir haben eine ganze Sammlung davon, die wir seit der Geburt ein Leben lang – durch unsere Riecherfahrungen – anlegen. Hunde und andere Tiere haben mehr, weil sich bei ihnen das gesamte soziale Leben über den Geruch abspielt. Für Semmeln haben wir aber auch viele Muster auf Lager: trockene, staubige,

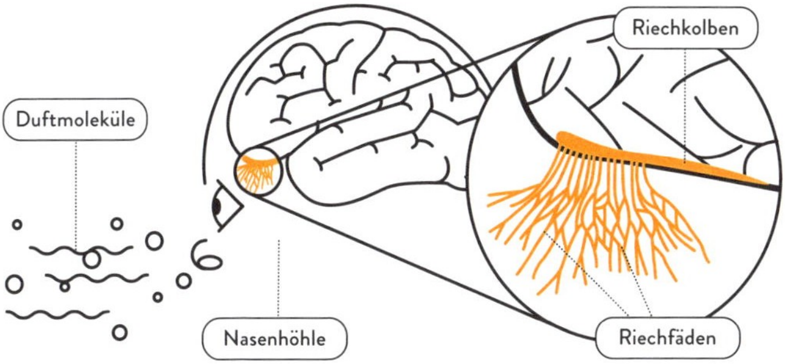

RIECHEPITHEL

Industrieware, billig im Plastiknetz, die nach kaum etwas riechen. Unsere Beispielsemmel hingegen strahlt einen süßlichen Duft nach Frischteig aus, der uns verrät, dass ihr Kern weich ist, dass dic Hefe austritt, wenn wir das Gebäck auseinanderbrechen. Vom Riechepithel reist diese Information bezogen auf das Muster „frisches Brot" zum Riechkolben, dem primären Riechzentrum. Auch er leitet die Signale an den OC, der von Edmund Rolls, einem der Hauptexperten auf diesem Gebiet, sogar als sekundäres Riechzentrum bezeichnet wird[4,5].

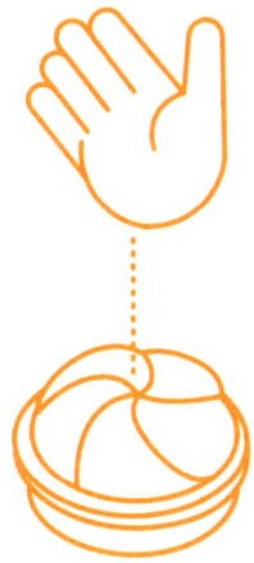

Als Nächstes greifen wir das Gebäck an, um ein Stück davon abzureißen. Unsere Fingerkuppen haben bereits ein Arsenal von Mechanorezeptoren in Bereitschaft gesetzt. Sie sammeln haptische Informationen zum Brot. Dabei handelt es sich um Sinneszellen unter der Haut, die mechanische Kraft, also den Widerstand der Semmel auf unseren Griff, aber auch ihre Temperatur in einen Nervenimpuls umwandeln. Dieser Impuls erreicht über das Rückenmark das Gehirn und wird dort in den somatosensorischen Regionen verarbeitet, wo unzählige Muster gespeichert sind. Sie stellen alle haptischen Erfahrungen dar, die wir in unserem Leben gemacht haben. Das neue Muster wird mit den gespeicherten

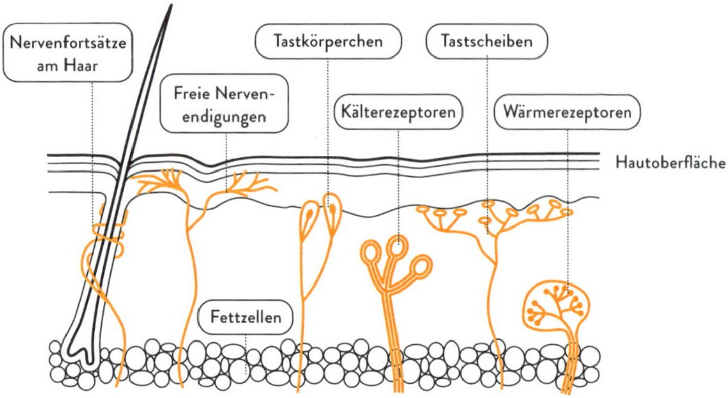

MECHANOREZEPTOREN

verglichen und von da reist die Information wieder weiter. Wohin, haben Sie schon erraten? Klar, an den OC! Über die vorhergehenden Prozesse informiert, bewertet er das neue haptische Muster, ob die Semmel frisch ist und was man sich aus dieser Teigkonsistenz in puncto Genuss erwarten kann.

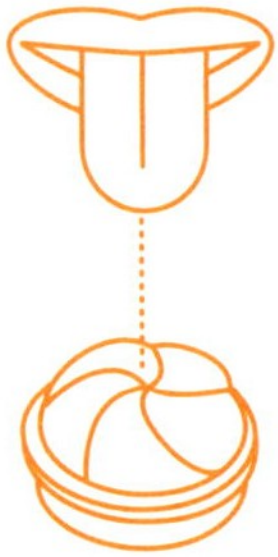

Last, but not least, erreicht das frische Brot endlich unsere Zunge. Wir konnten es kaum erwarten, denn all das, was die anderen Sinne bisher mitgeteilt hatten, hat die Genusserwartung auf die höchste Stufe geschraubt. An den Wänden der Zungenpapillen stehen die Geschmacksrezeptoren in Bereitschaft, die Andockstellen für chemische Substanzen, die im Speichel gelöst werden, sobald das Brot unseren Mundraum erreicht. Fünf Geschmackssinnzellen teilen sich diesen Job auf. Sie unterscheiden die primären Geschmacksqualitäten: salzig, süß, sauer, bitter und umami. Umami kommt aus dem Japanischen und beschreibt einen kräftigen, intensiven, manche sagen dazu auch „fleischigen“ Geschmack. Ein japanischer Wissenschaftler, Kikunae Ikeda, der von 1889 bis 1891 in Leipzig forschte, hatte diese Geschmackseigenschaft beobachtet. Die

Entdeckung, dass es für umami eigene Geschmackszellen gibt, fand aber erst Anfang der zweitausender Jahre statt[6].

Wir kauen also den ersten Bissen Brot, der eingespeichelt wird, und die Reise der Semmel beginnt auf der gustatorischen Bahn. Über die Geschmackssinnzellen kommt die Information über drei Nerven an das primäre Geschmackszentrum, die Insel, so genannt, weil es sich um eine Rinde handelt, die nicht mehr auf der Oberfläche ist, sondern durch die Gehirnfaltung hineingedrückt wurde, wie eine Insel, in eine tiefere Region des Gehirns. Die Insel hat nicht nur alle möglichen Geschmacksmuster auf Lager[7], sondern entscheidet kurzum auch, ob uns etwas schmeckt oder nicht, vielmehr reagiert sie auch ganz eindeutig, wenn uns etwas anekelt[8]. Das ist eine gute Entscheidung von der Evolution, uns mit einem Alarmmechanismus gleich zu informieren, also bevor der OC diesbezüglich seinen Sanctus gibt, ob wir weiteressen sollen oder alles gleich ausspucken. Das hat uns über die Jahrtausende am Leben erhalten, denn ohne Schulmedizin war es auch schwer, eine Lebensmittelvergiftung zu überstehen. Die Insel geht so weit in ihrer Alarmfähigkeit, dass sie auch auf den Ekelausdruck auf dem Gesicht anderer Menschen reagiert: ein Warnmechanismus, dass die Speise ungenießbar oder krank machend sein könnte[9]. Wir signalisieren unbewusst auch Babys und kleinen Kindern über den Gesichtsausdruck, dass etwas gut oder aber auch schlecht schmecken könnte. Haben Sie das schon beobachtet?

Nun schickt auch die Insel, nach getaner Arbeit, ihre Botschaft an den Chefdirigenten, den OC.

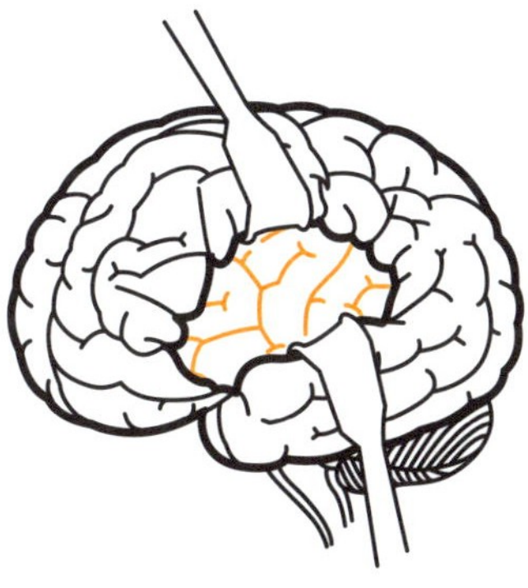

INSEL

Um ehrlich zu sein, bekommt er auch noch akustische Informationen, ob die Kruste knusprig ist, damit er aber wirklich alles zur Semmel erfahren hat. Wenn jetzt all jene Kriterien, die er im Lauf der Jahre aufgrund unserer Erfahrungen aufgestellt hat, erfüllt sind, weist er die dopaminergen Regionen an, den Botenstoff Dopamin auszuschütten. Das Belohnungssystem wird aktiv, wir empfinden Genuss am Brot. Endlich!

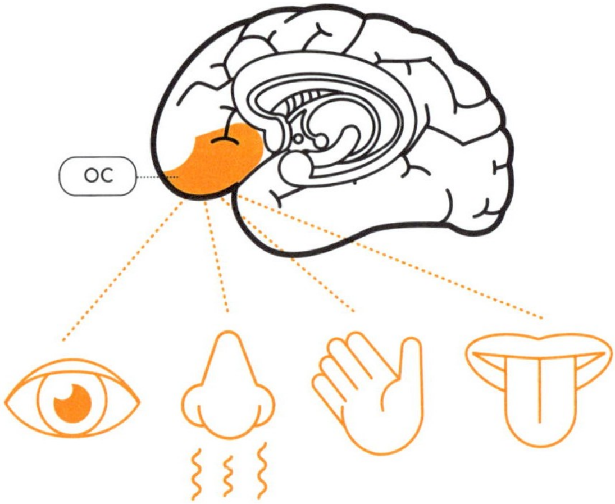

ORBITOFRONTALER KORTEX (OC)

Warum Essen viel mehr ist als nur Nahrung

Wie zu erwarten, ist der OC nicht der Abstellbahnhof der gesamten Sinneswahrnehmung. Denn auf sein Informationspaket warten schon die Mandelkerne, auch Amygdalae genannt, der Sitz unserer Emotion, und die Hippocampi[10]. Spannend ist, dass zwischen Mandelkern und Hippocampus sehr viele Verbindungen bestehen. Dies hilft zu erkennen, dass Geruch und Geschmack mit Erinnerung an Orte und Zeiten und mit Emotion verbunden sind, ob positiv oder negativ. Der Geruch des frischen Brotes erinnert mich persönlich immer an den einen Bäcker im Aostatal, wo ich in der Schulzeit täglich meine Pausen-Focaccia kaufte: *„Cinquanta Lire di focaccia, per favore!“*

So schnitt die Bäckerin teilnahmslos um 50 Lire ein Stück von dem flachen Brot herunter, das beträufelt mit Öl und gesalzen war, wickelte es in ein braunes Papier und händigte es mir über die Theke aus.

Warum haben wir diese lange Reise mit der Semmel gemacht? Einfach um zu verstehen, was uns diese Semmel bedeutet, sensorisch, aber und vor allem auch, weil sie einen Mehrwert hat über die Summe der Sinneswahrnehmungen hinaus. Sie bewirkt eine Dopaminausschüttung, somit Genuss und Belohnung.

Für mich persönlich könnte ich noch hinzufügen, dass mir die Semmel mit einem frischen Leberkäse vom Dorfmetzger noch mehr bedeutet als die leere Semmel. Es gab in Salzburg zu meiner Studienzeit einen Fleischhauer in der Sigmund-Haffner-Gasse, der einen Leberkäse machte, nach dem die Leute ganz verrückt waren. Auf einem Holzbrett lag ein Riesenlaib dampfender Leberkäse mit vielleicht fünf Kilo, der nur mit einem großen Tuch abgedeckt war, also nicht unter Wärmelampen oder in einem Ofen, wie es jetzt üblich ist. Damals hatte der Leberkäse so einen reißenden Absatz, dass er nicht die Zeit hatte, zu erkalten. Können Sie sich jetzt vorstellen, warum ich während des Schreibens, nach so vielen Jahren, an den Metzger denke und wie traumhaft dieser Leberkäse schmeckte?

All die Speisen, mit denen wir aufgewachsen sind, die uns etwas bedeuten, sind in unserem Gehirn angelegt, gespeichert, mit emotionalen Werten besetzt. Wenn mir jemand erzählen will, dass eine Karotte in der Pause gesünder ist, sie mir daher auch besser schmecken soll als meine Leberkäsesemmel, kann ich aus Gründen der Vernunft „ja“ sagen, aber mein Gehirn kann ich nicht für dumm verkaufen. Mein Gehirn hängt noch immer an der Leberkäsesemmel aus Salzburg! Es hat keine Beziehung zur Bio-Karotte aufgebaut, sie schmeckt ihm auch nicht wirklich. Obendrein ist die Insel mit einer Reihe von Spezialeinheiten ausgestattet, die Fett, Viskosität und Zuckergehalt prüfen[11]. Sie brauchen sich nicht zu wundern, dass Ihnen Light-Produkte weniger gut schmecken als ihre fettigen oder zuckerhaltigen Pendants, oder dass sie Sie weniger befriedigen. Diese Neuronen, die sich über Millionen von Jahren auf ihren Job spezialisiert haben, damit wir die richtige Wahl für uns treffen, kann man mit einer Werbebotschaft aus dem Fernsehen nicht beeinflussen.

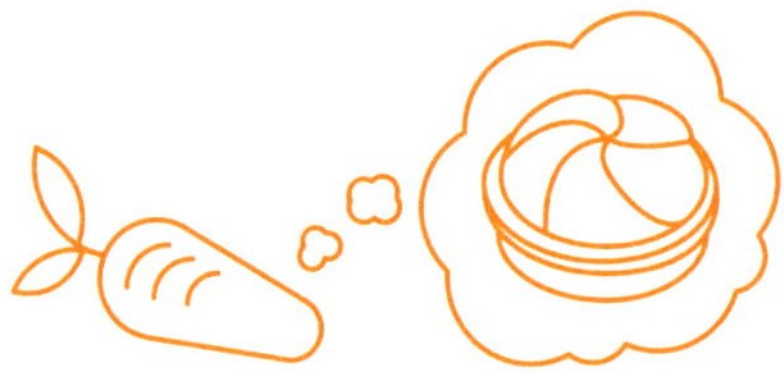

Unserem Gehirn können wir also nicht jede Mode verkaufen, die Ernährungsgurus sich einfallen lassen. Einmal wird das Weißbrot verdammt: Wenn es so schlecht wäre, müssten alle Menschen, die in Mittelmeerländern leben, wesentlich kränker sein als Völker diesseits der Alpen, die – vernünftigerweise – auf Vollkornbrot setzen. Ein anderes Mal ist die Butter dran, und ganze Generationen kaufen billiges Industriefett als „gesunden" Ersatz für das Hochwertige. Gott sei Dank ist die gute Butter mittlerweile rehabilitiert: Endlich schmecken die Weihnachtskekse wieder. Derzeit ist Zucker der Sündenbock, der alle möglichen Krankheiten fördert und beschleunigt. Es wundert mich überhaupt, dass Großbritannien und die USA noch bevölkert sind: Wenn man sich die britischen und amerikanischen Kuchen und Torten anschaut, müsste man nach zweimaligem Genuss schon sterben oder zumindest auf der Intensivstation landen. Vergessen Sie bitte nicht, dass ich in diesem ganzen Geschehen keine Ernährungsexpertin bin, lediglich eine Beobachterin, und wenn es mir nicht gelingt, mir etwas schmecken zu lassen, das „gesund“ sein soll, weiß ich auch, warum.

Anders formuliert: Ich kann nicht von meinem OC erwarten, der seine Aufgabe seit Millionen von Jahren wunderbar versieht, dass er von einem Tag auf den anderen Ernährungsmoden folgt. Genuss für eine Karotte wird nicht von heute auf morgen entwickelt werden. Der OC richtet sich nach Erfahrungswerten und er sorgt dafür, dass wir Spaß an der Ernährung haben, damit wir uns auf und über das Essen freuen und somit überleben. Wenn unsere Kinder also mit Pommes, Burger und Gummibären aufwachsen, werden wir ihnen schwer einreden können, dass der Gemüseauflauf plötzlich besser sein soll und dass Äpfel und Wasser einen würdigen Ersatz für Schokoriegel und Zuckergetränke bieten.

Das Scheitern der Diäten

Fast alle haben „schlechte“ Essgewohnheiten, ich genauso. Wir müssen mit uns selbst aber geduldig sein, wenn wir ein paar Kilo loswerden wollen, und auch mit anderen, wenn sie eine Diät nicht schaffen. Es heißt immer, der Wille fehle, aber das Thema ist wesentlich komplexer. Man möge sich vergegenwärtigen, dass der OC vor der Karotte, aufgrund fehlender Muster und der fehlenden emotionalen Beziehung, einfach kein Feuerwerk der Dopaminausschüttung in Auftrag geben kann. Wir empfinden keine Freude und wir sind nicht motiviert, andere Nahrungsmittel aufzugeben. In resignierter Haltung essen wir zwar das Gemüse und stellen uns einen schlanken Körper vor, der noch nicht da ist, aber eines Tages kommen wird. Das würde uns belohnen, aber wann? Die Leberkäsesemmel macht es gleich. Wie lang kann man eine Belohnung aufschieben? Tage, Wochen, Monate? So entsteht eine Spannung zwischen dem Soll- und dem Ist-Zustand im Dopaminhaushalt des Vorderhirns. Wir empfinden keine Freude. Womöglich empfinden wir auch wenig Freude an der Arbeit oder in persönlichen oder sozialen Beziehungen. Da wäre die Leberkäsesemmel ein willkommenes Palliativ unserer Alltagssorgen, und auch darauf müssen wir verzichten? Wir werden neurotisch. Wir essen zwar die Karotte, denken aber an die Leberkäsesemmel, an das Wiener Schnitzel, den Krustenbraten, ja, auch an den Kaiserschmarren, den wir schon so lange nicht gegessen haben. Und die Karotte ist das Einzige, das erlaubt ist, bis 16 Uhr, wenn wir dann einen Apfel essen dürfen. Unser Magen ist leer und unser Gehirn frustriert. Langsam dreht sich alles nur noch um das Essen. Wundern Sie sich, dass wir dann, wenn wir am Abend endlich auf unseren Salat mit gedünsteter Hühnerbrust blicken, Weltverdrossenheit empfinden und womöglich einen Ausrutscher haben, der all diesen Verzicht zunichtemacht? Wir dürfen im Dopaminhaushalt nicht plötzlich den Hahn abdrehen!

Die meisten Studien in diesem Bereich beziehen sich nicht auf Menschen, die ein paar Kilo zu viel haben, sondern auf solche, die schwer übergewichtig sind. Man spricht vom Body-Mass-Index, also BMI, von der Körpermaßzahl, die Gewicht und Größe unseres Körpers in Relation zueinander bringt. Man kann sie nach einer einfachen Formel berechnen. Obwohl der BMI nur einen Richtwert darstellt, wird er verwendet, um jene Menschen zu identifizieren, deren Leben durch Übergewicht in Gefahr ist, die also Gewicht nicht aus ästhetischen, sondern aus gesundheitlichen Gründen verlieren sollen. Als übergewichtig gelten Menschen mit einem BMI von 25 bis 29 kg/m^2, und als fettleibig solche mit einem BMI

$$\text{BMI} = \frac{\text{Körpergewicht}}{\text{Größe (m)}^2}$$

von mehr als 30. Bei Letzteren können Fehlfunktionen von Organen, aber auch gravierende Veränderungen diverser Gehirnregionen eintreten. Ausgerechnet bei diesen zwei Gruppen ist das Thema Diät das Problem, um das sich alles dreht. Wieso schaffen sie es nicht, den Gürtel einfach enger zu schnallen?

BMI-TABELLE

BMI	Kategorie	
<16,0	Starkes Untergewicht	Untergewicht
16,0 - 17,0	Mäßiges Untergewicht	
17,0 - 18,5	Leichtes Untergewicht	
18,5 - 25,0	Normalgewicht	Normalgewicht
25,0 - 30,0	Präadipositas	Übergewicht
30,0 - 35,0	Adipositas Grad I	Adipositas
35,0 - 40,0	Adipositas Grad II	
≥ 40,0	Adipositas Grad III	

Ein Experiment in der Gruppe des berühmten Belohnungsforschers Antoine Bechara hat 52 Teilnehmer auf Diät gesetzt[12]. Wie im Alltag gab es auch in dieser Studie eine Reihe von Diätabbrechern. Zusätzliche Tests ergaben, dass jene Teilnehmer, die die Diät nicht geschafft hatten, empfindlicher auf Belohnung reagierten als die anderen. Also hat möglicherweise ein noch so kleiner Reiz gereicht, um die Diät über Bord zu werfen. Dieser Mechanismus gilt übrigens für jegliche Enthaltsamkeit: Manche können nach dreißigjährigem Nikotinkonsum sofort aufhören zu rauchen, andere schaffen es mit keiner Strategie.

Eine der Ursachen dafür - aus Sicht des Gehirns - betrifft die reduzierte Empfänglichkeit mancher Gehirne auf Dopamin[13]. Das konnte eine Forschergruppe an der Columbia University nachweisen. Sie untersuchte die Andockstellen für den Glücksbotenstoff im Striatum, einem Bereich des Belohnungssystems, bei fünfzehn schwer übergewichtigen und bei fünfzehn Frauen mit Durchschnittsgewicht. Die Wissenschaftler stellten fest, dass die übergewichtigen Probandinnen weniger Rezeptoren hatten, also Andockstellen für Dopamin. Sie empfanden daher weniger Befriedigung durch die Nahrungsaufnahme. Die allgemeine Botschaft dieser Studie ist, dass Menschen mit hohem BMI zu mehr Lebensmitteln greifen müssen, um zum selben Genuss zu kommen wie die Normalgewichtigen – eben weil die Genussintensität geringer ist.

Es gibt unterschiedliche Erklärungen, warum Menschen mit mehr oder weniger Dopaminrezeptoren ausgestattet sein können. Tritt das Übergewicht innerhalb derselben Generation auf, kann es sich um eine Anpassung des Gehirns an die exzessive Stimulation durch den Botenstoff handeln, so wie es bei Drogenmissbrauch der Fall ist[14]. Das Gehirn kann nicht permanent die Übererregung verarbeiten, daher baut es Rezeptoren ab. Laut einem Übersichtsartikel, in dem die Autoren 21 Publikationen in diesem Bereich zusammengefasst haben[15], kann eine geringe Zahl von Dopaminrezeptoren aber auch genetisch bedingt sein.

Ich möchte hier betonen, dass solche Forschungsresultate mit Vorsicht zu genießen und nicht als Urteil für Generationen und Generationen innerhalb einer Familie zu interpretieren sind. Umwelteinflüsse und Verhalten üben nämlich eine große Rolle auf die Genexpression aus, also ob ein Gen seine Wirkung entfaltet oder nicht[16]. Wenn Menschen, die genetisch dazu neigen, Übergewicht zu entwickeln, auf ihre Ernährung achten und genug Bewegung machen, können sie sich ihren Genen stellen[17] und sie mit der Zeit sogar „verändern“, ja, durch ihr Verhalten[18,19]. Und dabei ist wiederum Bewegung großartig, weil sie epigenetisch wirkt[20].

Im Zusammenhang mit der geringen Anzahl an Dopaminrezeptoren im Striatum steht bei schwer übergewichtigen

Menschen ein Belohnungssystem, das atypisch träge ist, daher nicht ausreichend auf eine normale Menge Nahrung reagiert[14,21]. Auf diese Erkenntnis sind zahlreiche Studien gekommen. In einer aus dem Jahr 2014 wurden 162 Halbwüchsige mittels Fragebogen zu ihrer Präferenz bezüglich zahlreicher Lebensmittel[22] befragt. Danach wurden sie in den Magnetresonanztomographen gebracht. Die Wissenschaftler präsentierten den Jugendlichen Bilder beliebter Speisen, und während des Gehirnscans wurden ihnen Getränke wie Milchshakes in den Lieblingsgeschmacksarten eingeflößt. Die Forscher hatten erwartet, dass sich durch die Wahrnehmung der Bilder und des Geschmacks eine Korrelation zwischen dem Grad der Beliebtheit und der Wahrnehmung ergeben würde. Dieser Zusammenhang wäre durch die Gehirnaktivität im Belohnungsnetzwerk zum Ausdruck gekommen. Dem war aber nicht so: Die Jugendlichen hatten zwar Angaben zu ihren Präferenzen gemacht, aber der Anblick oder der Geschmack der beliebten Speisen ging nicht mit der Aktivität im Belohnungsnetzwerk einher. Es blieb eher gedämpft in seiner Aktivität. Daraus schlossen die Wissenschaftler, dass bei den übergewichtigen Jugendlichen das Essen weniger Genuss auslöst, daher dieses Bedürfnis mit der Menge kompensiert wird.

Während des Schreibens dieses Abschnittes musste ich daran denken, wie es mir ergeht, wenn ich „gesunde Tage“ in meinen Speiseplan einlege. Ich backe mir zum Beispiel eine Quiche mit Lauch, Eiern und Parmesan. Gemeint ist, dass ich sie anstatt eines Steaks, begleitet von einem guten Salat, esse. Und zugegebenermaßen schmeckt sie mir auch ganz gut, aber ich bin nicht befriedigt, irgendwie fehlt mir etwas. Das Gefühl, nicht „wirklich gegessen“ zu haben, bleibt: Quiche und Salat kann doch nicht alles gewesen sein. Anders ist es bei Steak und Salat. Dann bin ich zufrieden und muss nicht zu einem zweiten oder dritten Stück Quiche greifen (Kalorien!!!) oder zu einer Süßigkeit danach, weil ich unbefriedigt bin.

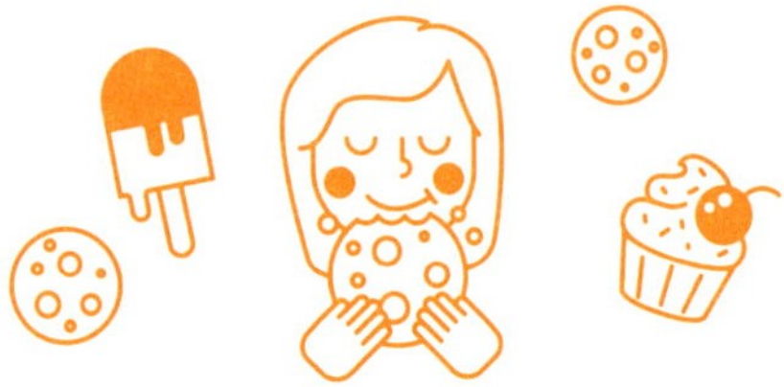

Bewegung und Dopamin

Sich einzugestehen, dass wir alle wissen, was uns schmeckt und uns befriedigt, ist aber nicht genug. Wir sprechen ja in diesem Buch von den positiven Auswirkungen von Bewegung auf unser Gehirn, daher stellt sich die Frage: Kann ich durch Bewegung tatsächlich meinen Dopaminhaushalt aufpeppen und womöglich einen Teil der Speisen auslassen?

Viele werden jetzt denken, dass ein leckeres Essen oder ein schöner Abend im Theater mehr Aktivität im Belohnungssystem, also mehr Dopaminausschüttung, bei ihnen bewirkt als die Vorstellung, hinaus in die Kälte zu spazieren oder laufen zu gehen. Da geht es mir nicht anders: Schön versumpfen vor dem Kamin, an einem kalten Wintertag, ein Fläschchen aufmachen, sich gemütlich unterhalten, kochen, ein bisschen lesen, ein Video anschauen … Wir sitzen alle im gleichen Faulheitsboot! Nur, das Wissen, dass Bewegung, am besten an der frischen Luft, das System Gehirn und somit auch die Fähigkeit, Dopamin zu produzieren, auf Trab hält, verdirbt mir maßgeblich die Freude am Versumpfen, ja, „Verfaulen“, wie Peter, ein Freund von mir, zu sagen pflegt. Es mag schwer vorstellbar sein, dass man sich zuerst ein bisschen quälen muss, dafür, dass man nachher glücklich ist. Aber so ist es, *per aspera ad astra*, also „durch das Raue zu den Sternen" – so die Römer. Wie funktioniert nun der Zusammenhang zwischen Bewegung und Dopamin, den man seit Jahrzehnten kennt[23]?

Zugegebenermaßen sind die meisten Studien mit Nagern durchgeführt worden, weil man im Tierexperiment alle Faktoren kontrollieren kann und dadurch die Resultate eine allgemeine Aussage ermöglichen[24,25]. Die Experimentabläufe solcher Studien sind ähnlich: Man lässt eine Gruppe Ratten im Käfig ihrem Alltag nachgehen, und einer anderen Gruppe stellt man ein Laufrad hin. Meistens gehen die Tiere freiwillig laufen. Danach misst man die Ausschüttung von Dopamin mit Tracern, mit Substanzen, die ans Dopamin andocken und den Botenstoff über spezielle Verfahren sichtbar machen, also wie viel wo davon vorhanden ist und in welche Richtung es nach seiner Entstehung transportiert wird. Besonders interessant war eine Studie aus dem Jahr 2017, die beweisen konnte, warum Bewegung zu mehr Produktion von Dopamin führt. Die Forscher zeigten, dass die Wistar-Ratten, auch Farbratten genannt, durch Bewegung auf ihrem Laufbändchen Verlust von Neuronen in den dopaminergen Zentren verhindern konnten, weil sie durch die Bewegung den oxidativen Stress reduzierten[26]. Sehr viel Forschung in diesem Bereich findet statt, denn Dopamin ist nicht nur ein Hauptdarsteller unseres Glücksgefühls und der Steuermann des Belohnungssystems, sondern auch jene Substanz, die unsere motorischen Fähigkeiten aufrechterhält. Für diese Funktion hat Dopamin einen eigenen Kreislauf. Ist er gestört, sind auch unsere Bewegungsabläufe beeinträchtigt, zaghaft, und nicht zuletzt manifestiert sich die Parkinson-Krankheit[27]. Präventiv dagegen wirkt ein weiteres Mal Bewegung[28].

Wie steht es mit der Gemütlichkeit und der Faulheit, wenn es draußen kalt ist? Ich sage Ihnen die Wahrheit: Es ist Winter und Sonntagabend. Ich habe das ganze Wochenende vor dem Bildschirm beim Verfassen meines Buches verbracht. Aber vor zwei Stunden bin ich laufen gegangen, bei plus 2 Grad und bei eisigem Wind. Ich war die Einzige auf einer Acht-Kilometer-Strecke. Daheim habe mich unter die heiße Dusche gestellt, mir anschließend einen guten Tee gekocht und ohne Reue ein Stück Kuchen gegessen. Jetzt sitze ich wieder voller Kraft vor dem Bildschirm. Ich frage mich oft, wo die Menschen bleiben, die auf ihr Gehirn schauen sollten, damit sie es gesund ins Alter mitnehmen? Ich freue mich, dass Sie, sobald Sie dieses Buch gelesen haben, auch hinausgehen werden, selbst wenn der Wind frostig pfeift. Es geht ja um unser Dopamin und um unseren Genuss: Nach der Bewegung haben wir uns auch das verdient, was uns so richtig gut schmeckt! ☺

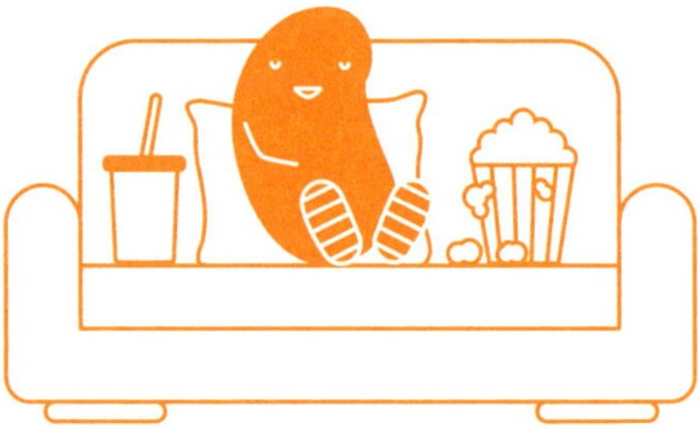

Übergewicht und Gehirnmasse: ein angsteinflößender Zusammenhang

Wenn ich in den USA im Hotelzimmer den Fernseher aufdrehe, fällt es mir immer wieder auf, dass die Menschen in Talkshows stärker beleibt sind als in Europa, egal in welchem Alter. Die Konfektionsgröße entspricht in den Staaten Kleidungsstücken, die weiter geschnitten sind als bei uns. Dort muss ich XXS kaufen, statt XS. Mein Eindruck ist, dass sich unsere westliche Gesellschaft darauf einstellt, beleibter zu sein als früher. Ist es nur eine Sache der Optik, woran wir uns gewöhnen müssen? Wäre es so, würde ich mir keine Sorgen machen. Im Prinzip unterliegen ästhetische Kriterien immer den jeweiligen Moden. So wie es die (schlechte) Phase gab, als wir alle wie angezogene Skelette aussehen mussten, um dem Schönheitsideal zu entsprechen, könnte mehr Leibesfülle jetzt für angenehme Abwechslung sorgen. Eine gewisse Entspannung an dieser Front wäre von Vorteil, damit junge Mädchen nicht in den Teufelskreis der Essstörungen geraten. Es geht aber leider nicht nur um die Optik: Bei den Menschen steigt von Generation zu Generation der BMI, und das hat schlimme Folgen für das Gehirn und damit für die Volksgesundheit.

In weiser Voraussicht, dass dieses Thema die Menschen in Zukunft quälen wird, ist in Leipzig am Max-Planck-Institut vor einigen Jahren eine selbstständige Adipositas-Arbeitsgruppe eingerichtet worden, die an den Auswirkungen von Fettleibigkeit auf das Gehirn forscht. Karsten Müller, jener Kollege, der mir das Programmieren vom Kernspintomographen beigebracht und somit auch viel zu meinem Schlaf beigetragen hat, wirkt in dieser Gruppe. Durch eines seiner Experimente hat Karsten die wissenschaftliche Community eine gewisse Zeit in Sorge versetzt. Er und seine Kollegen haben herausgefunden, dass junge Erwachsene, die an Fettleibigkeit (BMI >30) leiden, einen Verlust von Neuronen im Hippocampus und im Kleinhirn – das unter anderem auch für Bewegung zuständig ist – erleiden[29]. Im Klartext muss eine solche Auswirkung, wenn nicht früh, dann spät, mit schlechterem Gedächtnis und schlechterer Bewegungssteuerung einhergehen. Es trifft natürlich nicht alle Übergewichtigen, darüber haben wir schon gesprochen, aber der Durchschnitt ist leider betroffen.

Warum besteht ein Zusammenhang zwischen Neuronenverlust und Fettleibigkeit? Dafür gibt es mehrere Erklärungen:

Eine davon kommt von einer Tierstudie aus dem Jahr 2017, worin die Mäuse auf eine fettreiche Diät gesetzt wurden. Dieses Futter machte die Nager nicht nur übergewichtig, sondern rief auch Entzündungen im (Klein-)Hirn hervor[30]. Solche chronischen Entzündungen können zum Sterben von Neuronen führen, in diesem Fall im Kleinhirn, aber die Entzündungen sind ebenso in anderen Bereichen des Gehirns vorhanden, sodass diese Auswirkungen auch kognitive und nicht nur motorische Funktionen betreffen können[31].

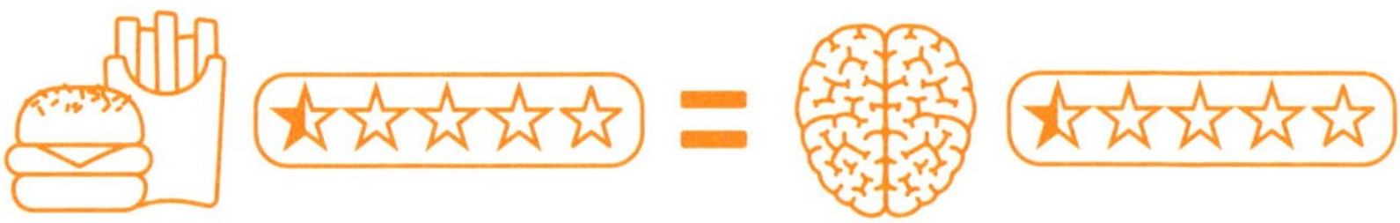

Die Forschungsgruppe, in der Karsten tätig ist, hat herausgefunden, dass Fettleibigkeit auch zur Verringerung der weißen Substanz führt[32]. Dazu luden die Wissenschaftler 23 junge Frauen (Durchschnittsalter 25,5 Jahre) mit einem BMI von 29,5 zu einem anatomischen Gehirnscan im Magnetresonanztomographen. Im Vergleich zu der männlichen Vergleichsgruppe fanden die Leipziger mehrere Stellen im Gehirn der Frauen, die von einer „dünneren", für ihr Alter zu dünnen, weißen Substanz betroffen waren. Möglicherweise ist diese Verringerung auf Degeneration der Axone zurückzuführen. Wir erinnern uns, dass das Axon das Kommunikationsorgan des Neurons ist, mit dem es seine Botschaft anderen Zellen schickt. Verliert die Zelle ihr „Sprechorgan", kann sie kaum andere Zellen informieren, und das Netzwerk für die eine oder andere geistige Tätigkeit funktioniert nicht optimal. Die Wissenschaftler fanden heraus, dass ein Marker für Myelin-

Degeneration vorhanden war. Man geht davon aus, dass auch die Oligodendrozyten betroffen sind: Sie isolieren Axone. Alles in allem weist diese Studie auf die frühzeitige Degeneration der Gehirnstruktur bei fettleibigen Frauen hin. Weitere Studien haben diese Resultate in mehreren Bereichen des Gehirns bestätigt, wie ein Übersichtsartikel zeigt, in dem Experimente mit übergewichtigen Menschen in allen Altersgruppen erfasst werden[33]. Wie man aussieht, halte ich für zweit- bis drittrangig: Wie es aber unserem Gehirn geht, ist in meinen Augen prioritär.

Ein weiterer Akteur – der **Hypothalamus** – mischt noch mit in diesem Zusammenspiel zwischen Gehirnstruktur und Entzündungsphänomenen, die durch Fettleibigkeit bewirkt werden[34]. Er reguliert Körpertemperatur und Schlaf sowie das Sexualverhalten. Er steuert aber auch die Nahrungsaufnahme und somit das Hunger- bzw. das Sattheitsgefühl. Bei Fettleibigkeit und hochkalorischem Essen erreichen den Hypothalamus Zytokine, freie Fettsäuren und Immunzellen. Dieser Cocktail an Faktoren führt zu lokalen Entzündungen. Ist der Hypothalamus von Entzündungen betroffen, wirken mehr Mikroglia auf die Synapsen ein und degenerative Vorgänge werden eingeleitet. Kreisläufe innerhalb des Hypothalamus verändern sich, dadurch auch seine Funktionen. So ist es naheliegend, dass Hunger und Sattheitsgefühl bei Fettleibigkeit gestört sein können, mit den Folgen, die man kennt. Die Betroffenen werden auch nicht durch übermäßige Nahrungsaufnahme satt.

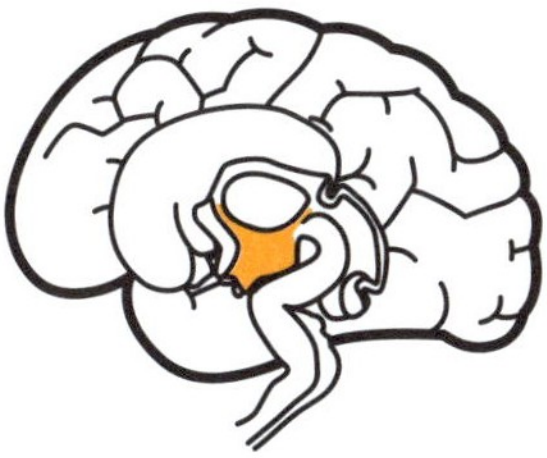
HYPOTHALAMUS

Wenn man meint, Kindern würde Übergewicht nichts anhaben, irrt man[35]. Das ist in Langzeitstudien gut ersichtlich. Eine davon, von der kalifornischen

Schulbehörde, erfasste Ende der zweitausender Jahre zirka 885.000 Schülerinnen und Schüler von der (dortigen) fünften bis zur neunten Klasse[36]. Die Kinder unterzogen sich zuerst einem Fitnesstest. Er beinhaltete einen aeroben Lauf, Liegestütze, Sit-ups (Aufrichter) und einen *Sit-&-Reach*-Test. Dabei versucht die Person im Langsitz ihren Oberkörper so weit wie möglich nach vorne zu beugen und bei durchgestreckten Knien an ihre Fußsohlen zu greifen. Die Resultate des Fitnesstests wurden mit BMI und Schulleistung im Lauf der Jahre korreliert. Das Ergebnis war eindeutig und aufgrund der hohen Probandenzahl für die Bevölkerung ernst zu nehmen. Je körperlich fitter die Kinder waren, desto besser waren ihre Schulleistungen, insbesondere in Mathematik, ein Fach, das sich – über die frontalen Bereiche des Gehirns hinaus – in mehreren Regionen abspielt[37].

Sie werden sich seit Anfang des Kapitels fragen, ob mich meine Eltern kugelrund gefüttert haben und ob ich fettleibig war, denn die Beschreibung meiner Essgewohnheiten in der Einleitung ließe darauf schließen. Nein, ich hatte damals die gleiche Konfektionsgröße wie jetzt, vielleicht noch ein bisschen Babyspeck auf den Hüften. Ich war im Wachstum, daher wie alle halbwüchsigen Kinder eine unersättliche Raupe. Darüber hinaus musste ich auch noch für den Sport Energie aufbringen. Ich war mit zwölf Jahren einer Sportmannschaft beigetreten. Täglich trainierten wir mindestens eine Stunde, nach der Nachmittagsjause holte mich Walter ab, ein Junge aus der Nachbarschaft, und wir gingen ins Training. Laufen, Schwimmen oder Langlaufen standen auf dem Plan. Unsere Samstagnachmittage und Sonntage waren oft für einen Volkslauf oder einen Wettkampf reserviert. An ein gemütliches Familienleben habe ich keine Erinnerung, es war ein Kommen und Gehen. Meine Eltern waren wahrscheinlich auch froh, mich und all meine Energie loszuwerden, so glaube ich es zumindest.

Sie stellten mir diese pantagruelischen Mengen an Essen mit großer Liebe bereit wie alle italienischen Eltern, für die ihre Kinder das Tollste sind. *Grazie, mamma, grazie, papà!*

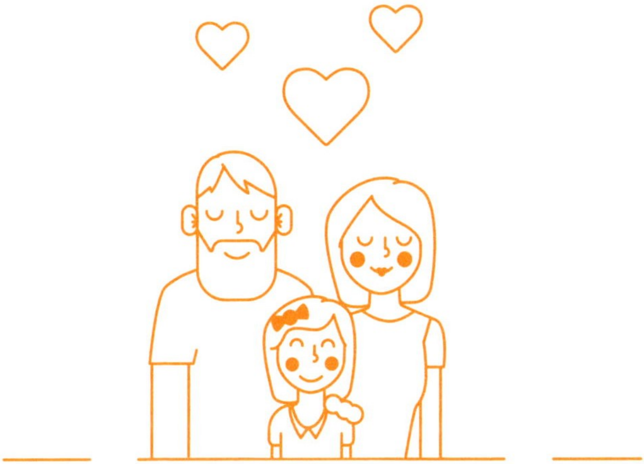

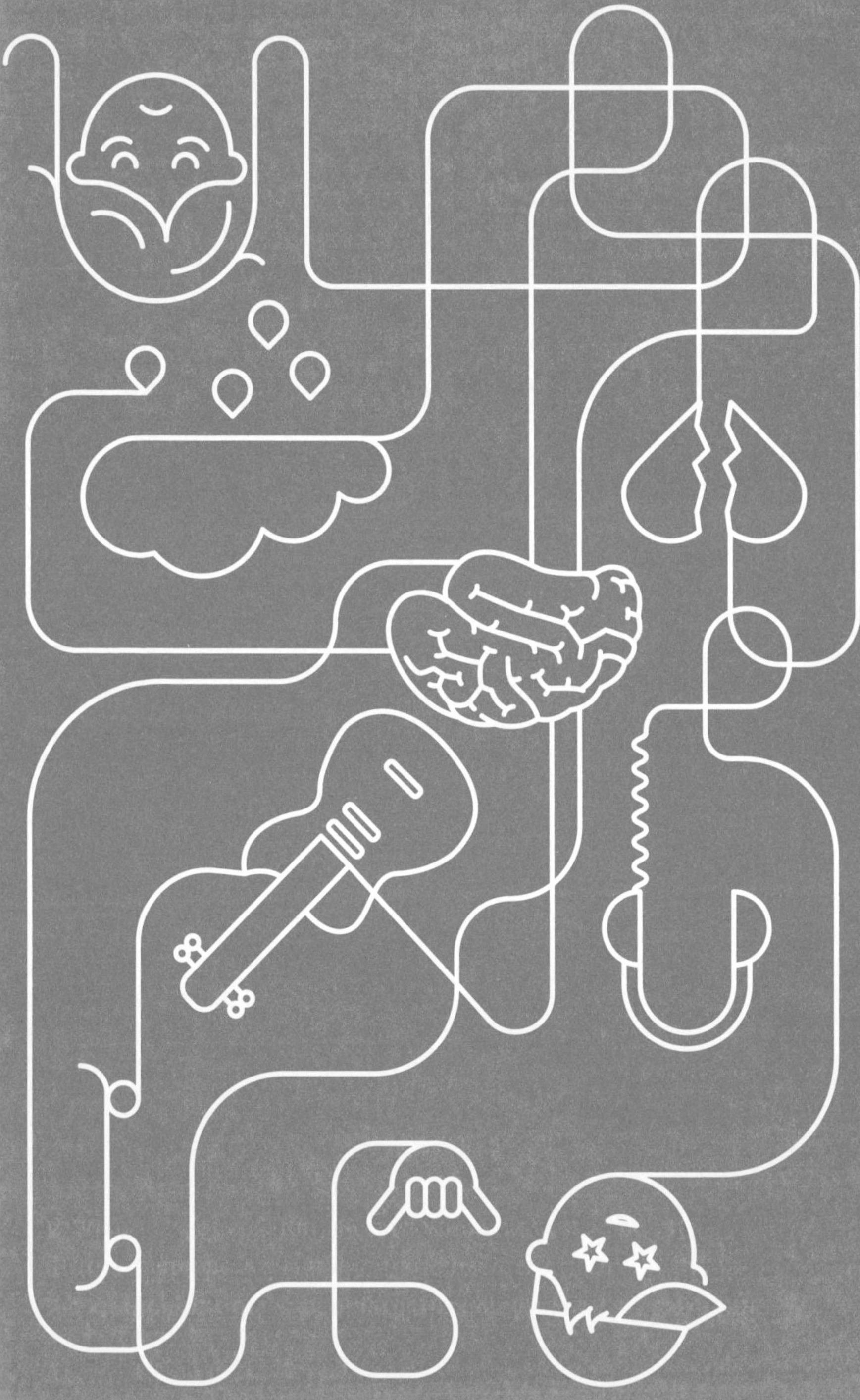

6

WARUM ÜBERDREHTE TEENAGER UND TRAURIGE ERWACHSENE SPORT TREIBEN SOLLTEN

Als ich dreizehn wurde, nahm ich an den Schulmeisterschaften im 600-Meter-Cross-Lauf teil. Im März war die Strecke in Saint Vincent, dem Ort, wo ich aufgewachsen bin, unterhalb des Dorfes, auf einer Wiese mit Holzstöcken abgesteckt. Knapp nach der Schneeschmelze rannten wir durch das braune Gras, in die Pfützen, in den Schlamm. Nass und kalt drang das Wasser durch die Schuhe, und die kalte Luft schmerzte bei jedem Atemzug in den Bronchien. Ich gewann. Im Sommer wurde ich Mitglied vom Sportverein, vor allem wegen der schönen Sportsachen. *Atletica Zerbion* hatte hellblaue Trikots und Trainingsanzüge, eine Plastik-Sporttasche mit der Aufschrift und die heißbegehrten Adidas-Schuhe mit den drei weißen Streifen. Jedes Wochenende chauffierte uns Herr Simeoni mit dem Mannschaftsbus zu den Wettkämpfen. Als Croupier arbeitete er in der Nacht im Kasino und hatte tagsüber dafür Zeit. Wir waren eine Gruppe von vielleicht zehn Teenagern, die miteinander wetteiferten und nur eines im Kopf hatten: einen Platz auf dem Podest, am besten den Sieg. Unser Leben rotierte um die Atletica: Training, Startnummer, Laufzeiten, Preise und Reisen zu diversen Meisterschaften. Am schönsten waren die Heimfahrten im Bus, wenn Herr Simeoni zufrieden am Steuer saß, wir hinter ihm, träumend von dem großen Lauf, der weiten Welt, jeder mit seinem Pokal auf dem Schoß, endlich wieder satt und hundemüde. Es machte Spaß!

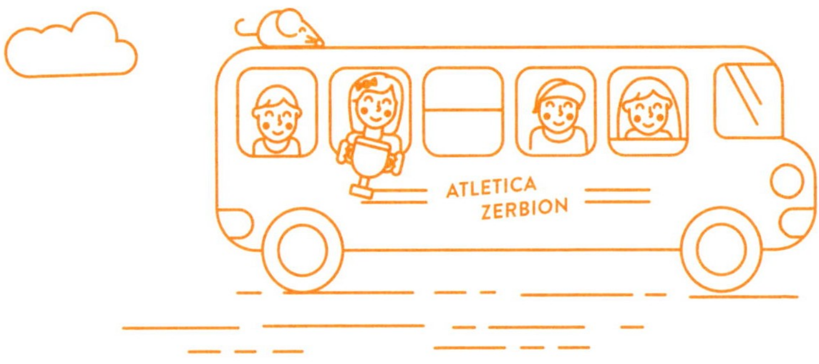

Wenn Teenager spinnen

Meinen Hippocampus hielt ich dadurch wohl auf Trab, und Vaskularisierung bzw. Neuro- und Synaptogenese mussten durch die Bewegung voll in Gang gewesen sein. In der Schule wurde ich aber erst gut, als ich anfing, intensiv Sport zu treiben. Davor war ich sehr schwierig, lernte unregelmäßig und lebte die Pubertät aus - zum Leidwesen meiner Eltern. Der Weg in die Schule und die zwei Stündchen Schulsport in der Woche wirkten sich nicht aus, den Eindruck habe ich zumindest (jetzt). Die vielen Trainingsstunden veränderten meine Schullaufbahn: Ich hatte zwar weniger Zeit als vor dem Sport, dafür lernte ich konzentrierter, schneller und, ich glaube, auch besser[1]. Ich war auch ausgeglichener. Zahlreiche Studien[2] belegen die Wichtigkeit der Bewegung für die kognitive und emotionale Entwicklung junger Menschen.

Derzeit wundere ich mich über die vielen Diskussionen, die Sportstunden in der Schule betreffen: ob man sie noch mehr kürzen kann, überhaupt abschaffen soll, denn immer weniger Jugendliche wollen am Sportunterricht teilnehmen bzw. immer mehr lassen sich freistellen. Die Hartnäckigkeit unserer Gesellschaft im Nicht-Anerkennen evidenzbasierter Forschung ist hier besonders auffällig. Wie viele Experimente sind seit den fünfziger und sechziger Jahren des vorigen Jahrhunderts durchgeführt worden, die den positiven Zusammenhang zwischen schulischer Leistung und sportlicher Betätigung von Kindern und Jugendlichen belegen[3]? Es gibt keinen Zweifel: Bewegung steigert die kognitiven Fähigkeiten und ist förderlich für das Erreichen akademischer Ziele, *academic achievement*, wie es in der Fachliteratur heißt, also von Schulabschlüssen, die dann auch zu besseren Jobs und besseren Chancen im Leben verhelfen[4]. Synaptogenese, Neurogenese, Arborisierung - natürlich indirekt, aber sehr wohl - verhelfen dazu.

Den Hauptakteur in diesem großen Schauspiel habe ich Ihnen aber bisher vorenthalten: Bewegung führt zur Ausschüttung einer Star-Substanz, des Nervenwachstumsfaktors. Es handelt sich um ein Eiweiß (Protein). Die englische Bezeichnung dafür ist *Brain Derived Neurotrophic Factor*. Das bedeutet in etwa „vom Gehirn stammende Nervenzellen nährende Substanz“. In der Tat wird dieses Eiweiß im endoplasmatischen Reticulum von spezialisierten Neuronen produziert[5]. Die englische Abkürzung BDNF dafür wird auch im Deutschen verwendet. Wozu ist BDNF im System Gehirn vorhanden?

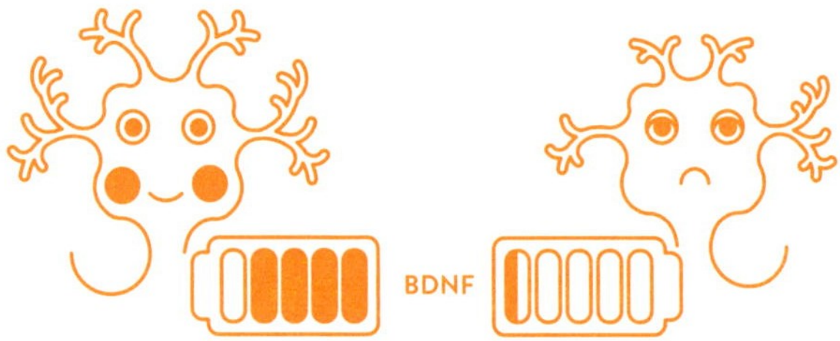

Die Evolution hat uns mit eigenartigen und faszinierenden Mechanismen ausgestattet. Einer davon ist die Konkurrenz unter Gehirnzellen. Wir wissen, dass im Gyrus dentatus des Hippocampus ein ganzes Leben lang neue Stammzellen entstehen, die sich zu Neuronen entwickeln und dorthin wandern, wo sie gebraucht werden. So wie in anderen Körperteilen sind aber Gehirnzellen nicht alle gleich stark und gleich gut, um ihren Job zu machen. So sieht die Evolution vor, dass die stärksten Neuronen mit mehr Andockstellen für den BDNF ausgestattet sind. Sie können im Gegensatz zu ihren schwachen Kontrahenten dieses „Kraftfutter“ empfangen und damit extra aufgepäppelt werden. BDNF stärkt das Wachstum und die Differenzierung der Zelle[6], begünstigt aber auch die Synapsenbildung[7] und die Arborisierung[8] (die Entstehung und Verzweigung von Dendriten). Die Auswirkung von BDNF ist aber nicht mit der

Zellanatomie zu Ende. Das Eiweiß unterstützt außerdem noch die Kommunikation unter den Neuronen, indem BNDF die Wirkung des Botenstoffs Glutamat stärkt, welcher die Zelle erregt. Nicht zuletzt schwächt BDNF die Wirkung von GABA (Gamma-Amino-Buttersäure): Sie dämpft die Aktivität der Zellen[9]. Fazit: Ist genug BDNF im System „Gehirn" vorhanden, sind die Zellen stark und kommunizieren bestens miteinander.

Den Grund, warum die Evolution diesen Mechanismus vorgesehen hat, kann man nur vermuten. Könnten schwache, nicht ganz funktionsfähige Neuronen am System Gehirn beteiligt sein, wäre es instabil und würde unserer Kognition und unserer Psyche nicht bestmöglich dienen. Interessant ist außerdem das Schicksal jener Neuronen, die diesen Wettlauf gegen die gestärkte Konkurrenz nicht schaffen. Mit ihnen wird kurzer Prozess gemacht, sie ziehen ja Ressourcen unnötig ab. An die Rezeptoren der schwachen Gehirnzellen docken andere Substanzen (Faktoren) an und schleusen ein Programm in den Zellkörper ein, wodurch die Zelle Apoptose begeht, Selbstvernichtung[10]. So kurios Apoptose in unserer Vorstellung erscheinen mag, sorgt sie dennoch für unsere geistige und psychische Gesundheit, denn schwache Neuronen, die ihre Aufgaben nicht hundertprozentig erfüllen, können wir nicht wirklich gebrauchen.

Eine Italienerin hat den Nervenwachstumsfaktor entdeckt, auf diese Frau bin ich – naturgemäß – besonders stolz. Um 1930 beforschte Rita Levi Montalcini Gehirnzellen von Kükenembryos und meinte intuitiv, es müsse einen Faktor geben, der Zellen stärkt. Nach ihrer Promotion in Medizin an der Universität Turin musste sie als Jüdin aufgrund der Rassengesetze Mussolinis das Land verlassen. Sie konnte in Brüssel ihre Forschungen in einem Labor für Zellbiologie fortsetzen. Nach der deutschen Invasion Belgiens kehrte die Wissenschaftlerin nach Italien zurück, wo sie sich mit Giuseppe Levi - ihrem Ehemann und ehemaligen Lehrer an der Universität - in den Hügeln von Asti, südlich von Turin, versteckte. In der eigenen Küche forschte Levi Montalcini eifrig weiter, „mit zwei Nadeln und einer Spachtel an einem Ei", wie sie sechzig Jahre danach in einem Interview mit Pippo Baudo, einem italienischen Talkmaster, erzählte.

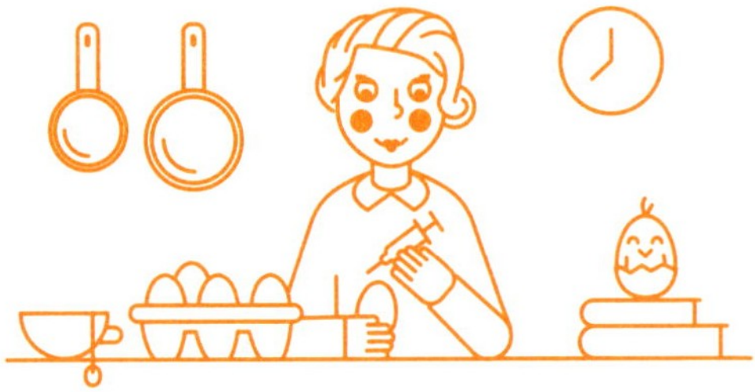

Nach dem Zweiten Weltkrieg ging Levi Montalcini in die USA. In der Gruppe von Viktor Hamburger an der Universität von St. Louis (Missouri) fand sie optimale Bedingungen für ihre Arbeit[11]. Sie beschrieb Anfang der 1950er Jahre die Eigenschaften von BDNF[12]. Für ihre bahnbrechende Arbeit bekam die Turinerin im Jahr 1986 den wohlverdienten Nobelpreis für Medizin, zwar reichlich spät mit 83, aber noch lange vor ihrem Tod. Sie wurde 103 Jahre alt. Leider hatte ich nie die Chance, dieser großartigen Frau zu begegnen. Ich verpasste sie, denn sie verließ die wissenschaftliche Community, bevor ich dieses Parkett betrat.

Ich gestehe, dass ich für den Hochleistungssport sogar den Schulabbruch riskierte. In der Pubertät hatte ich kein Sitzfleisch beim Lernen. Wutausbrüche bestimmten das Aufgabenmachen zu Hause. Nicht selten schleuderte ich Buch und Hefte gegen die Wand, wenn ich das Mathe-Problem nicht gleich zu lösen vermochte. Eine richtige Spinnerin war ich und die Pflichtschule konnte ich nur abschließen, weil meine Mutter, die aus dem Paradies gerade winkt, eine Engelsgeduld hatte. Sie saß bei mir, bügelte die Buchseiten glatt, klebte die ausgerissenen Seiten wieder in das Matheheft und löste das Problem, um es mir danach in aller Ruhe zu erklären. Hatte sie keine Lösung, ging sie zu Paolo, unserem Nachbarn und Lehrer, und ließ sich die Formel nochmals aufschlüsseln. Meine Mamma war ein Geschenk des Himmels. Ohne sie hätte ich die Schule nicht geschafft und wäre als Tellerwäscherin oder Zimmermädchen in einem der vielen Skiorte am Matterhorn gelandet.

Was war meine Spinnerei? Im Nachhinein schwer zu sagen, jedenfalls hatte ich mich nicht immer unter Kontrolle, wenn mich die Wut gegen die Mathematik packte. Möglicherweise hatte ich in jenen Jahren – vielleicht entwicklungsbedingt – Schwankungen in meinem BDNF-Haushalt, zu wenig von dieser Wundersubstanz. Die Literatur belegt, dass impulsives Verhalten („heftiges Pubertieren") mit einem niedrigen Spiegel von BDNF einhergeht[13]. Die Literatur belegt außerdem, dass Sport die Impulskontrolle bei Jugendlichen positiv beeinflusst[14].

Sport kann aber noch so viel mehr. Vielen Kindern wird heutzutage die Diagnose Aufmerksamkeitsdefizit-Hyperaktivitätsstörung (ADHS) gestellt. Sie haben Probleme mit anhaltender Aufmerksamkeit, schwer zu unterdrückender Impulsivität und motorischer Hyperaktivität. Kinder, die an ADHS leiden, erleben eine Verbesserung der Symptomatik, wenn sie sich ausreichend bewegen, laut einem Artikel aus dem Jahr 2017[15]. Interessant ist, dass diese Verhaltensauffälligkeit nicht so selten ist: Sie manifestiert sich in ca. 10 % der Kinder im Schulalter (sechs bis zwölf) und in allen bisher untersuchten Ländern und Ethnien[16,17]. Auch kurzfristig kann Bewegung die Symptome von ADHS mindern, wie eine Studie aus dem Jahr 2010 zeigt[18]. 25 Kinder gingen ein einziges Mal eine halbe Stunde auf das Laufband. Danach absolvierten sie Tests, die Aufmerksamkeit und Impulsivität messen, mit sehr guten Erfolgen. Die Kinder verzeichneten nach der Bewegung erwartungsgemäß eine Steigerung zu den Tests, die sie vor dem Lauf absolviert hatten. Eine weitere Studie mit ADHS-Kindern zwischen acht und zehn Jahren und einer Kontrollgruppe von Gleichaltrigen[19] zeigte nach 20 Minuten aerober Bewegung, dass alle Kinder bei einem Aufmerksamkeitstest besser abschnitten.

Längerfristig wirkt sich Bewegung nachhaltig aus. 17 ADHS-Kinder nahmen an einem Experiment teil, bei dem sie 26 Minuten täglich moderate Bewegung acht Wochen lang machten. Zirka 70 % der Kinder hatten nach dem Langzeittraining Verbesserungen der Symptomatik. Darüber hinaus wurden Eltern und Lehrer befragt, ob sie Änderungen im Verhalten der Kinder beobachtet hätten: Auch die Bezugspersonen nahmen die Kinder als ruhiger und konzentrierter wahr[20].

ADHS wird häufig mit der Verschreibung von Psychostimulanzien therapiert. Die jungen Patienten bekommen Methylphenidate. Sie haben die Funktion, den Abtransport von Dopamin im synaptischen Spalt zu unterdrücken, also somit länger den Glücksbotenstoff im Spalt zu erhalten und damit die Aufmerksamkeit des Kindes zu steigern[21]. Betrachtet man Statistiken, welche die Vergabe von Methylphenidat-Präparaten an Kinder mit ADHS in Deutschland belegen, stellt man einen besorgniserregenden Trend fest: Während im Jahr 2004 zirka 26 Millionen Verordnungen verzeichnet wurden, erreichte man 2012 in einem ständigen Anstieg die 58 Millionen. Seitdem sinken zwar die Zahlen, aber sie bleiben trotzdem überaus hoch: 2016 fanden immer noch 51 Millionen Verordnungen statt. Eltern sollten wissen, dass die Einnahme von Psychostimulanzien wie Methylphenidat, um den Symptomen von ADHS entgegenzuwirken, mit Risiken verbunden ist. In Tierexperimenten, in denen jugendliche und erwachsene Ratten behandelt wurden,

ANZAHL DER VERORDNUNGEN IN DEUTSCHLAND

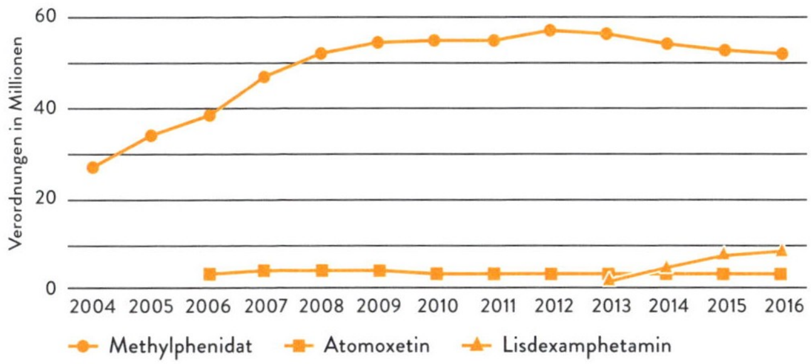

Quelle: Statista, Schwabe, U. & Paffrath, Dieter (2018)

beobachteten die Wissenschaftler unterschiedliche Effekte. Während die Jungtiere Veränderungen im dopaminergen System zeigten, welches die Produktion und den Transport des Glücksbotenstoffes steuert und nur noch 50 % seiner ursprünglichen Leistung aufwies, konnte Methylphenidat erwachsenen Tieren nichts anhaben[22]. Ratten, die in ihrer Jugend damit behandelt worden waren, entwickelten im erwachsenen Alter aber bedeutend mehr depressive Symptome und innere Unruhe[23] als Zeitgenossen ohne Medikation. In einem weiteren Experiment wirkte sich die langfristige Einnahme von hochdosierten Methylphenidaten bei Ratten gravierend aus: Ihre motorische Hyperaktivität wurde zwar weniger, dafür entwickelten sie depressive Symptome, und die Einnahme von einem Antidepressivum konnte ihre Stimmung nicht heben. Sie waren weniger empfänglich dafür geworden[24], denn die Rezeptoren für Dopamin hatten sich in der Zahl verringert.

Wie kann man bei Ratten depressive Symptome feststellen? Es gibt eine Reihe von Verhaltensindikatoren: In diesem letzten Experiment zum Beispiel verweigerten die Tiere das Schwimmen in einem Wasserbecken. Apathisches Verhalten ist bei Tieren gut zu beobachten und wird als Anzeichen von Depression gedeutet. Nager sind außerordentlich neugierig. Wenn sie vor ein Labyrinth gesetzt werden, erkunden sie es. Sind sie depressiv, unterlassen sie das und gehen lieber in ihr Nest – ähnlich wie Menschen, die sich zurückziehen. Aber Psychostimulanzien haben eine unbestrittene Langzeitwirkung, die weit länger reicht als die Einnahmezeit selbst[25], sie verändern die Funktion des jungen Gehirns. Dieses Phänomen ist in der Fachsprache als *neuronal imprinting*, als „neuronaler Abdruck“, schon lange bekannt[26]. Daher ist große Vorsicht geboten, wenn man Kindern solche Medikamente verabreicht.

Es ist sinnvoll, die Pubertätserscheinungen, in welcher Intensität auch immer sie auftreten, zunächst mit Bewegung und Sport zu „therapieren“. Natürlich bemerkt man den Unterschied nicht von heute auf morgen wie mit einer Tablette. Gehen Sie so oft wie möglich mit den Kindern an die frische Luft, schreiben Sie Ihre Sprösslinge in Sportvereine ein, schicken Sie sie auf Sportwochen, wenn nicht anders möglich, bitte auch mit Second-Hand-Ausrüstung, warum nicht auf Sparflamme im Zelt oder in der Jugendherberge? Alles an Aktivität ist besser, als gleich zu Medikamenten zu greifen, die ihr ganzes Leben verändern können. Die Kinder müssen am Abend müde ins Bett gehen und zufrieden über die Erlebnisse sein. Der Körper ist erschöpft, der Geist glücklich. Das nimmt vielen Konflikten und auffälligen Verhaltensweisen auch Zeit und Raum. Im Nachhinein gesehen hat Herr Simeoni von der Atletica Zerbion unbewusst für uns Jugendliche Großartiges getan: Er hat uns durch den Sport Spaß ermöglicht, aber noch viel mehr. Indirekt hat er unsere pubertären BNDF-Ausschüttungen angeregt und uns zu mehr Aufmerksamkeit, Ausgeglichenheit, besseren Schulleistungen, Impulsunterdrückung, adäquatem Benehmen, alles in allem nachhaltig zu mehr Glück im Leben verholfen, auch unseren Familien! ☺

Traurige Erwachsene sollten Sport machen

Eine der großen Motivationen, mich täglich zu bewegen, ist die Sorge, nicht genug BDNF zu produzieren. Ich brauche meine gut funktionierenden Neuronen, um die Fachliteratur zu lesen, mir wichtige Inhalte zu merken, meine Vorlesungen zu halten, mich an die Namen meiner Studierenden zu erinnern und nicht zuletzt auch, um dieses Buch zu schreiben. Meine große Sorge ist nicht, ein bisschen weniger leistungsfähig zu sein, sondern jene Krankheiten zu entwickeln, die zwar nicht ausschließlich – aber auch – auf zu wenig BDNF zurückzuführen sind, vor denen wir alle Angst haben: Depression[27], Alzheimer[28] oder Essstörungen[29,30] (Bulimie, Anorexie). Interessanterweise herrscht in der Bevölkerung die Vorstellung, dass solche Krankheiten hauptsächlich genetisch bedingt sind. Sie sind es auch, dennoch – wie bei allen Krankheiten – hängt viel von unserem Lebensstil ab, ob wir, trotz der Gene, sie im Lauf des Lebens entwickeln oder nicht. Und ja, zum Lebensstil gehört nicht nur, dass wir Biogemüse essen, ein glückliches Leben führen oder früh ins Bett gehen, sondern auch, dass wir uns bewegen.

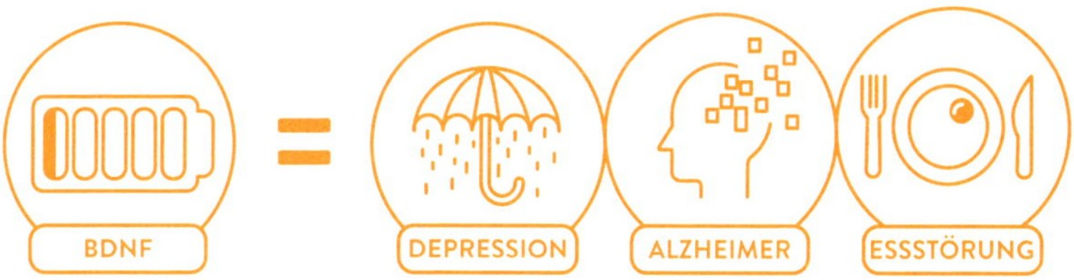

Wussten Sie, dass nach Muskel-Skelett-Erkrankungen (meistens Rückenschmerzen) Depression die häufigste Ursache für Arbeitsunfähigkeit – ob kurz-, mittel- oder längerfristig – in westlichen Ländern ist? Obwohl äußerlich unsichtbar, verändert Depression unser Weltbild, unsere sozialen Beziehungen und unsere Fähigkeit, Glück zu erleben. Im MRT zeigt sich Depression mit Veränderungen bzw. Störungen in verschiedenen Netzwerken[31], unter anderem dem Ruhezustandsnetzwerk, das wir bereits im Kapitel 4 kennengelernt haben, aber auch in Netzwerken für Aktivität und Gefühlswahrnehmung[32].

Die Ursachen für Depression sind zahlreich: ein Trauma in der Kindheit[33], ein Gewaltverbrechen[34] oder der Jobverlust[35] … Aber auch ohne dramatische Ereignisse[36] kann sich Depression schleichend über die Jahre in unserem Leben etablieren: durch eine andauernde Konfliktsituation wie Feindschaft im Arbeitsbereich[37], eine Beziehung[38], die uns unglücklich macht, einen Gerichtsstreit. All das stellt für unser Gehirn „Stress“ dar, und zwar nicht im Sinne, dass man viel zu erledigen hat, sondern dass man emotionalen Stress[39] erlebt. Die Evolution sieht vor, dass Stresserlebnisse die Urantwort auslösen: Flucht oder Angriff. Stellen Sie sich vor, wir würden in der Urzeit leben. Es ginge darum, dass wir einen ständigen Kampf gegen andere Menschen um die knappen Ressourcen, aber auch gegen Tiere führen. Entweder wären wir die Opfer unseres Nachbarstammes oder seine Mitglieder wären unsere Opfer. Entweder wären wir für den Bären die Beute oder umgekehrt. Um in diesen Situationen möglichst schnell zu agieren und zu reagieren, muss der Körper Stoffwechselvorgänge auslösen, die uns mehr Energie, also Kohlenhydrate, die wir gespeichert haben, zur Verfügung stellen. In diesem Zusammenhang spielt das Stresshormon Cortisol die wichtigste Rolle[40]. Es gehört zu den Glukokortikoiden und wird nicht im Gehirn produziert, sondern in der Nebenniere, aber erst nachdem der Hypothalamus über die Hypophyse im Gehirn das Kommando dazu erteilt hat. Den Hypothalamus haben wir bereits kennengelernt, hier nochmals zur Auffrischung: Er ist unter anderem zuständig für die Regulierung von Nahrungsaufnahme, Schlaf, Sexualverhalten und Körpertemperatur.

Der Hypothalamus steuert aber auch die Bildung von Dopamin und Cortisol.

Cortisol wird nicht nur bei Stressreaktionen ausgeschüttet: Es regelt unseren ganzen Tagesablauf[41], auch unseren Schlaf. Cortisol wird in regelmäßigen Zeitabständen während des Tages ausgeschüttet, damit wir gemäß unserer Lebensrhythmen erledigen, was zu tun ist. Zum Beispiel bekommen wir eine Portion Cortisol nach dem Aufwachen, damit wir aufstehen und unsere Tätigkeiten aufnehmen können. Bei Stresssituationen produziert die Nebenniere aber mehr davon. Wir brauchen nicht ein bisschen Energie, sondern viel und das auf einmal, um das Mammut zu töten oder davor zu flüchten. Man spürt auch im ganzen Körper, dass Cortisol vermehrt im Umlauf ist. Wie? Vergegenwärtigen Sie sich eine Situation, in der Sie sich aufgeregt haben. Ein Beispiel: Ich nahm kürzlich um 7:30 Uhr in einem Wiener Hotel das Frühstück zu mir vor einem anstrengenden Tag mit mehreren Terminen und einem Abendvortrag, den ich vor großem Publikum zu halten hatte. Am Nebentisch begann eine Dame lautstark mit ihrer Firma zu telefonieren, sodass ich Themen und Probleme mithören musste – ob ich wollte oder nicht. Mehrmals drehte ich demonstrativ den Kopf und fixierte sie mit strafenden Blicken. Sie nahm keine Notiz davon und startete unmittelbar nach dem Telefonat einen Videoanruf, bei dem ich sogar den Gesprächspartner meiner Tischnachbarin

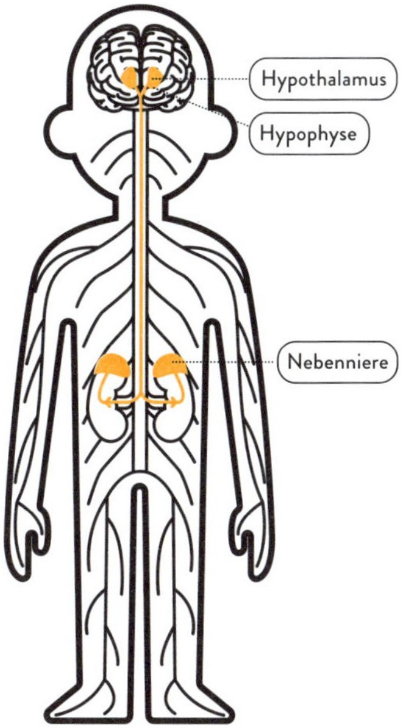

CORTISOLPRODUKTION

sehen konnte. Ich spürte die Aufregung in mir steigen. Vielleicht weil ich nicht gelernt habe, zu schlucken und zu ertragen, vielleicht, weil Italiener wirklich konfliktfreudiger sind als andere: Ich sagte ihr, sie möge doch bitte ihre Telefonate in der Lobby oder im Zimmer führen. Sie reagierte nicht und sprach weiter. Ich hatte schon Herzklopfen vor Ärger, und die Freude am Frühstück war dahin. Ich ergriff die Flucht. Mit Müslischale und Kaffeetasse wechselte ich in einen anderen Bereich, wo ich diesen Störenfried weder sehen noch hören konnte. Innerhalb weniger Minuten klang die Aufregung ab, die Flucht war mir gelungen und ich frühstückte mit Hilfe beruhigender Wortmeldungen meiner Bezugspersonen über WhatsApp zu Ende.

Können Sie das nachvollziehen? Beobachten Sie sich selbst das nächste Mal, wenn Sie gerade ein fiktives „Mammut“ vor sich haben. Sie werden feststellen, dass Cortisol (unbemerkt) Ihre Herztätigkeit steigert, Ihre Pupillen erweitert, Ihren Blutdruck in die Höhe schnellen, Ihre Lunge rascher atmen lässt und Sie im Allgemeinen mehr Energie verspüren[41]. Ich hatte sogar die Fantasie, dieser Frau das Smartphone aus der Hand zu reißen. Sie werden auch bemerken, dass Sie vor Aufregung eventuell sogar schwitzen, ohne dass es zu warm wäre, Ihre Hände feucht sind, Sie nicht ganz klar denken können und Ihnen die Worte fehlen, um einen Missstand sachlich anzusprechen[42]. All das macht Cortisol. Wozu? Weil wir bei „Gefahr“ laut Evolutionsplan nur eines tun müssen, entweder angreifen oder flüchten, nicht viel reden und überlegen. Dazu brauchen wir lediglich einen Energieschub.

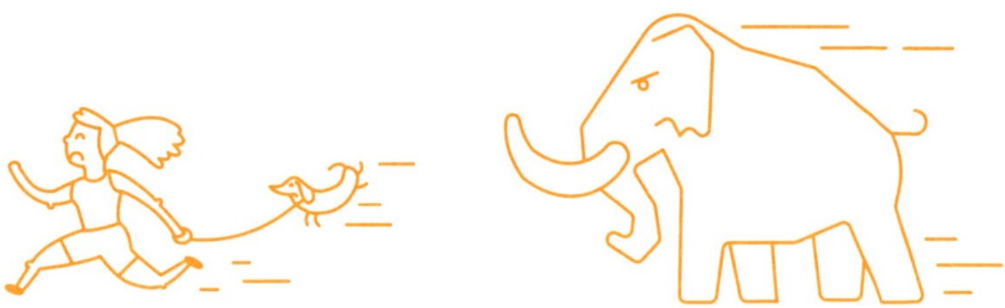

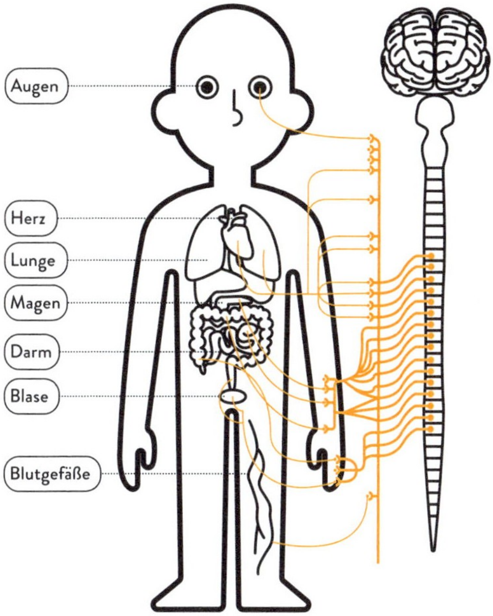

AUSWIRKUNGEN VON CORTISOL

Wir müssen unsere Muskeln mit sauerstoffangereichertem Blut versorgen, nicht mehr, aber auch nicht weniger. Daher erleben wir manchmal in so einer Situation das „Brett vor dem Kopf": Nur stotternd, sprachlich unausgereift und unsicher bringen wir unsere Meinung zum Ausdruck. Erst nach einem Streit fallen uns jede Menge gute Argumente ein, nicht aber währenddessen, sogar das Arbeitsgedächtnis wird durch Cortisol beeinflusst[42]. Dies, weil Denken während der Flucht oder des Angriffs nur in sehr einfachen Schemata möglich ist: Wer zu lange über das Mammut nachdenkt, kann das mit dem Leben bezahlen.

Sind wir in der Lage anzugreifen oder zu flüchten, bauen wir Cortisol ab und unsere Antwort auf Stress normalisiert sich. Können wir aber vor einem boshaften Bürokollegen nicht weglaufen oder auch unsere Aggression nicht loswerden, indem wir den Kollegen die Kraft unserer Muskeln spüren lassen, bleibt Cortisol im Kreislauf. Um Ausgleich bemüht, „wäscht" der Körper Cortisol über den Urin aus. Das ist ein Mechanismus, den wir alle schon beobachtet haben: Sind wir aufgeregt, müssen wir häufiger auf die Toilette[43]. Cortisol ist wichtig, um uns auf Gefahren adäquat reagieren zu lassen, aber auf Dauer schadet es unseren Organen[44], darunter der Haut[45], den Knochen[46], wirkt sich negativ auf die Wundheilung[47,48] und nicht zuletzt schädlich auf unser Gehirn aus. Davon betroffen ist besonders der Hippocampus[49]. In Tierexperimenten konnte nachgewiesen werden, dass chronisch gestresste Ratten Hippocampusvolumen – daher auch Gedächtnisfunktion – verloren hatten[50]. Das wurde beobachtet, nachdem die Nager zunächst akutem Stress ausgesetzt wurden, der im Lauf von drei Wochen progressiv nachließ. Das Cortisol wurde im Blut der Tiere während des Experiments gemessen, und obwohl sein Niveau im Lauf der Zeit sank, waren die Neurogenese im Hippocampus sowie die Arborisierung der Dendriten unterdrückt. Die Schrumpfung des Hippocampus ist darauf zurückzuführen, dass diese Gehirnstruktur (leider) besonders viele Rezeptoren für Cortisol hat[51]. Das ergibt grundsätzlich Sinn, weil man sich dadurch negative Begebenheiten im Leben besonders gut merkt. Doch chronischer Stress und somit „Dauerüberflutung" mit Cortisol macht unsere Zellen kaputt. Weniger Zellen und weniger Fortsätze führen rasch zu einer Reduzierung des Hippocampusvolumens und zur Beeinträchtigung des Kurzzeitgedächtnisses.

Im Verhalten änderten sich die gestressten Tiere auch: In offenen Räumen wurden sie ängstlich, ebenso reagierten sie verschreckt auf unbekannte Geräusche und neue Situationen. Gleichzeitig stieg ihre Aggressivität gegenüber ihren Käfiggenossen. Chronischer Stress – also mitten in der Nacht durch grelles Licht und Rütteln des Käfigs immer wieder geweckt zu werden oder Eintauchen in ein Glas eiskalten Wassers – ist für die Ratten schlimm, aber noch schlimmer ist psychosozialer Stress, weil sie soziale Wesen sind. Diese Art von Stress wurde den Tieren im Experiment systematisch zugefügt[52], indem fünf Männchen und zwei Weibchen in einen Käfig kamen, wo sie vier Wochen zusammenlebten. Wie zu erwarten, entstand unter den Männchen ein Kampf, um die Führung, den Zugang zum Futter und die Möglichkeit, sich mit den Weibchen zu paaren. Die unterworfenen Männchen wiesen nach einer gewissen Zeit niedrige Testosteron-, aber hohe Cortisolwerte auf, die sich ebenfalls auf Neurogenese und Arborisierung der Dendriten, aber auch auf einen ständigen Verlust an Neuronen im Vorderhirn und in den Mandelkernen, dem Sitz der Emotion, auswirkten[53]. Im Verhalten zeigten sich die Tiere hochdepressiv und von innerer Unruhe geplagt. Was blieb ihnen anderes übrig, ständig in Angst lebend, als sich in die Depression zu stürzen, wenn sie nicht genug Futter bekamen, regelmäßig von den dominanten Zeitgenossen attackiert wurden und niemals die Freude der Paarung erleben durften, sich aber ansehen mussten, wie es bei den starken Männchen lustig zuging? Verständlich, dass psychosozialer Stress den Tieren die Lebensfreude raubte.

Sie fragen sich bestimmt, ob der Hippocampus ein für alle Mal beschädigt ist? Nein! Diese Veränderungen sind reversibel. Im Experiment hat man gesehen, dass die Ratten nach 21 Tagen Stresserlebnissen, wenn sie in ihr gewohntes Leben zurückkonnten, Verbesserungen im Hippocampusvolumen hatten, und auch im Verhalten. Die Reversibilität solcher Veränderungen im Gehirn hängt aber mit der Zeit und dem Schweregrad des Stresses zusammen[54]. Im Klartext: Man kann dem Gehirn nicht ewig Schaden zufügen und erwarten, dass es sich kurzfristig vollständig erholt. Tierexperimente sind grausam, doch auch notwendig, um zu verstehen, was sich im mensch-

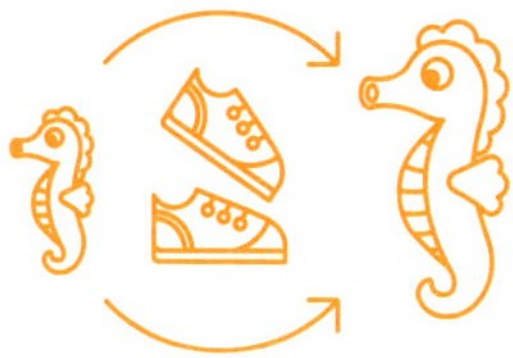

lichen Gehirn abspielt, wenn man psychosozialem Stress ausgesetzt wird. Denken Sie an Mobbing-Situationen im Arbeitsbereich, an Unglück in der Liebe oder an Ausgrenzung in der Familie oder im Freundeskreis, um nur einige Einflüsse zu nennen, die uns das Leben erschweren, uns manchmal zerstreut, vergesslich und depressiv machen[55,56].

Wenn ich im Nachhinein an meinen Gedächtnisausfall denke, der mich damals in Leipzig motivierte, wieder mit Bewegung anzufangen, kann es sehr wohl sein, dass mein Hippocampus in Mitleidenschaft gezogen worden war, natürlich durch den Schlafmangel – wie bereits besprochen –, aber auch durch den Stress, den ich mir zum Großteil selbst auferlegte. Ich wollte alles sofort hinbekommen und, ich gebe es zu, ich hatte Angst zu versagen. Alles drehte sich um das Programmieren des Magnetresonanztomographen, und das wurde in den schlaflosen Nächten zu einem unüberwindbaren Hindernis. Es machte mich richtig unglücklich. Die Lösungen ergaben sich fast von selbst zum richtigen Zeitpunkt, aber die Weise, wie man ein Problem sieht, ist maßgeblich für die Auswirkung des Problems auf die Psyche. Mittlerweile ist es nachgewiesen, dass Dauerstress zur übermäßigen Cortisolausschüttung führt und diese ihrerseits zur Depression. Also kann es durchaus sein, dass es mir nicht bewusst war, ich aber sehr wohl auch depressiv gewesen bin.

Wie hängen Cortisol und Depression zusammen? Das Stresshormon hat eine Eigenschaft: Es kann Gene „einschalten". Dies ist so zu verstehen, dass wir alle in unserem Erbplan, dem Genom, Gene für alle Teile unseres Körpers haben, aber auch Gene, die unseren Körper verändern können, wie jene von Krankheiten. Wir werden also mit der Nase unserer Mama geboren, der Haarfarbe unseres Großvaters, und so weiter. Im Laufe des Lebens entwickeln wir dennoch eine Allergie auf Lebensmittel, vielleicht erst mit vierzig oder mit fünfzig eine Depression und mit sechzig Krebs, selbst wenn in unserer Familie noch niemand diese Krankheiten gehabt hat. Früher hat man nur von Genetik gesprochen und gemeint, dass „wir unsere Gene sind“. Der Gedanke war: Haben meine Verwandten nie Allergien gehabt, werde ich auch keine entwickeln. Dem ist aber nicht so. Heute spricht man von Epigenetik[57]. Das altgriechische Wort *epi* steht für „über“, also geht es um eine übergeordnete Genetik, die die Umwelteinflüsse in den Bauplan der Gene miteinbaut. Wie ist das zu verstehen? Jeder weiß, dass Rauchen das Risiko erhöht, eine Menge von Krankheiten, darunter auch Lungenkrebs, zu bekommen. Dies, weil der Zigarettenrauch Substanzen enthält, die sich in das Gen für Lungenkrebs einlagern. Der Mechanismus ist simpel. Man stelle sich beim Gen für Lungenkrebs eine lange Schnur vor, die alle möglichen Teilprogramme enthält. Darin sind diverse Angriffe auf unseren Körper beschrieben, wie die Zellen unserer Lunge verändert werden. Damit dieser ganz lange Bauplan der Zerstörung unserer Lunge am Tag X zur Wirkung kommt, muss ein großer Schalter umgelegt werden, der sich am Anfang des Bauplans befindet, der „Promotor“. Darin sind die Umwelteinflüsse (Transkriptionsfaktoren) eingebaut, die jeden Tag ein bisschen mehr die Einschaltung bewirken. Rauche ich also bereits mit zwölf Jahren, und das intensiv

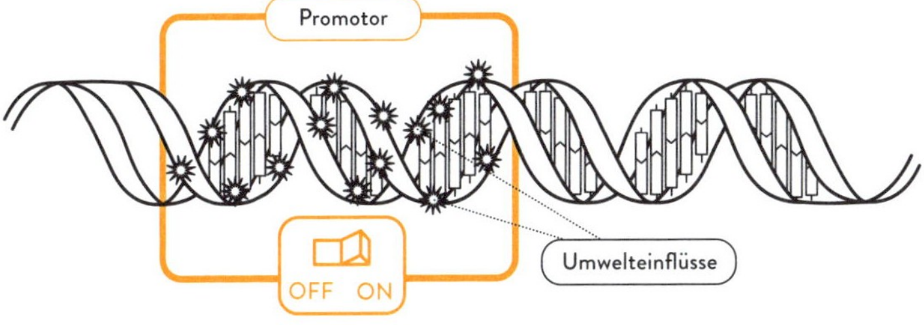

bis zum 60. Lebensjahr, ist die Wahrscheinlichkeit für mich, Lungenkrebs zu entwickeln, größer als für jemanden, der nie geraucht hat. Nun lagert sich im Promotor vom Lungenkrebsgen nicht nur der Einfluss der Substanzen, die im Tabakrauch enthalten sind. Im Promotor sammelt sich auch der Einfluss von Alkohol und anderer Umweltgifte, interessanterweise auch von Cortisol. Das ist ja fies, dachte ich das erste Mal, als ich es auf einer Konferenz hörte. Aber es ist so: Cortisol hat epigenetische Eigenschaften. So kann es die Gene vieler Krankheiten „einschalten" – körperlicher[58] und geistiger[59]. Selbst wenn wir nie geraucht haben und gesund leben, uns dennoch lange Zeit über dies und jenes aufregen und täglich Cortisol ausschütten, dabei weder flüchten noch angreifen können, ist die Wahrscheinlichkeit gegeben, dass auch wir Lungenkrebs bekommen.

In diesem Abschnitt sind wir von der Depression ausgegangen: Sie ist das Paradebeispiel für die epigenetischen Eigenschaften des Stresshormons[58,59]. Sind wir eine gewisse Zeit gestresst, also emotional gestresst, unglücklich und können oder wollen diese Situation nicht ändern, ist es möglich, dass sich unsere Verstimmung zu einer richtigen Depression entwickelt, mit all den Symptomen, die diese Krankheit mit sich bringt.

Zu Ihrer Beruhigung: Das Gen kann zwar eingeschaltet werden, es gibt aber auch den Mechanismus des *Silencers*, also des Gen-Stummmachers[60]. Darin sind positive Einflüsse enthalten wie gesunde Ernährung, Stressvermeidung und regelmäßige aerobe Bewegung. Im Nachhinein gesehen hatte ich im Unglück richtig Glück: Mein Gedächtnisausfall rüttelte mich auf und dank Maren, meiner Kollegin, die mir Angst um mein Gehirn einjagte, fing ich in jenem Sommer an, regelmäßig Rad zu fahren. Dadurch begann ich – zu jenem Zeitpunkt noch unwissend – all dem entgegenzuwirken, was meinem Gehirn schadete.

Wie Bewegung gegen Depression wirkt

Seit Jahrzehnten zeigen Verhaltensstudien, dass Bewegung einen positiven Einfluss auf Stimmung bzw. Stimmungsschwankungen hat[61] und sich nachweislich auf psychische Erkrankungen auswirkt, unter anderem auf Depressionen. Gibt man in medizinische Datenbanken die Suchbegriffe „Bewegung und psychische Gesundheit“ ein, wird man mehrfach fündig. Trotz zahlloser Artikel, die hunderte andere Studien zusammenfassen und das „Wundermittel“ Bewegung gegen psychische Störungen belegen[62-70], greifen weltweit die meisten Betroffenen ausschließlich noch immer zu Medikamenten. Warum Bewegung therapeutisch gegen zumindest milde Formen psychischer Erkrankungen nicht eingesetzt wird, bleibt mir ein Rätsel. Spekulationen im Hinterkopf habe ich viele. In diesem Buch geht es mir aber darum, Sie durch Wissen aus der Gehirnforschung davon zu überzeugen, dass jede und jeder von uns durch Bewegung die Macht über unsere Stimmungen - auch Depressionen - hat.

Dazu möchte ich Ihnen eine bahnbrechende Studie von einer Forschungsgruppe am Institut für Physiologie und Pharmakologie des Karolinska-Institutes in Stockholm präsentieren[71]. Die Ausgangslage der Wissenschaftler war, dass Depression mit erhöhten Werten von Kynurenin (KIN) im Blut einhergeht. In dieser Bezeichnung stecken zwei altgriechische Wörter: *kyon* für Hund und *ouron* für Urin, weil KIN das erste Mal im Urin von Hunden gefunden wurde. KIN ist eine Aminosäure, die im menschlichen Körper unter anderem dazu dient, Blutgefäße bei Entzündungen zu erweitern und die Immunantwort anzupassen. Störungen des KIN-Stoffwechsels führen zu Beeinträchtigungen des Gehirns und des zentralen Nervensystems. Daher findet man erhöhte KIN-Werte bei einer großen Anzahl

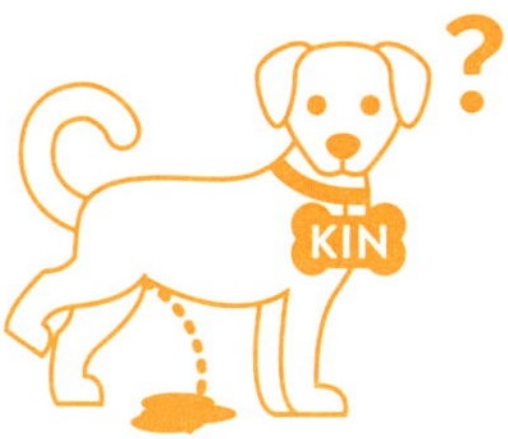

neurologischer und psychischer Krankheiten wie Schizophrenie, innerer Unruhe und eben Depression. Nun wussten die Wissenschaftler, dass körperliche Aktivität zur vermehrten Produktion eines besonderen Eiweißes führt, von PGC-1α1. Da Bewegung gegen Depression hilft, fragten sich die Wissenschaftler, welche Rolle das Eiweiß PGC-1α1 dabei spielt. Um ihre Forschungsfrage zu beantworten, wurde eine eigene gentechnisch veränderte Mäuselinie gezüchtet. Diese Tiere produzierten übermäßig viel PGC-1α1, ohne sich viel zu bewegen. Dadurch sollten sie nie eine Depression entwickeln, weil sie ja durch diese genetische Veränderung dagegen „immun" sind. Über die gentechnisch veränderten Mäuse hinaus wurden auch normale Mäuse für dieses Experiment eingesetzt. Alle Tiere mussten durch eine „Stressbatterie" gehen, so nennt man das Verfahren. Sie bestand aus plötzlichen Geräuschen, blinkenden Lichtern und Verschiebungen des Tag-Nacht-Rhythmus. Wie erwartet wurden die „normalen" Mäuse depressiv, die PGC-1α1-Tiere aber nicht. Vielmehr hatten die genetisch veränderten Nager auch niedrige Kynurenin-Werte. Die Entschlüsselung des Rätsels lag in einem besonderen Mechanismus: Erhöhter PGC-1α1 in den Muskeln führt zur Bildung von KAT, einem zusätzlichen, besonderen Enzym. Dieses wandelt die Stresssubstanz Kynurenin um, und zwar in eine Form, die die Bluthirnschranke nicht mehr passieren, also das Gehirn nicht mehr erreichen kann. So waren die transgenen Mäuse resilient gegen Depression, weil sie zusammen mit PGC-1α1 das Enzym KAT produzierten, und dieses machte Kynurenin unschädlich für ihr Gehirn.

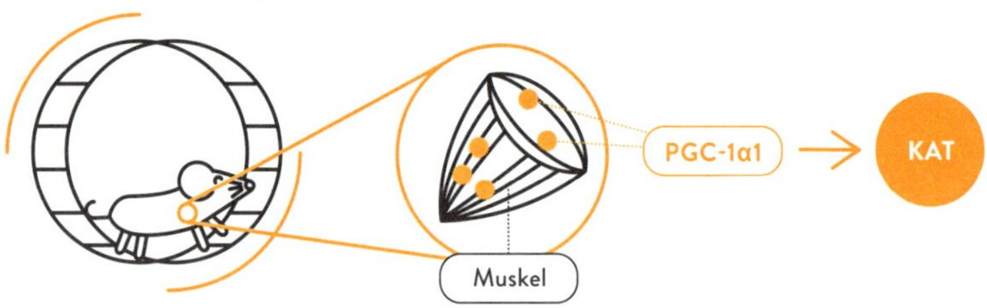

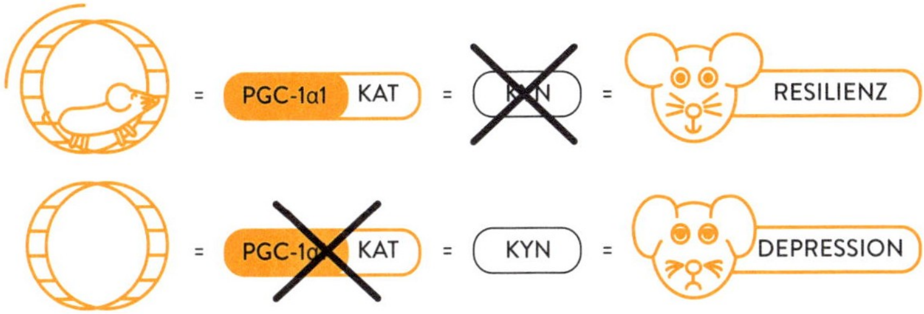

Für uns Menschen bedeutet das: Wenn wir Stress haben oder bereits Traurigkeit verspüren, sollten wir KAT die Chance geben, sich ans Werk zu machen. Dadurch kann Kynurenin uns nichts anhaben. Jeder Schritt beim Spazierengehen, beim Laufen, Radfahren, Schwimmen - alles ist eine Wohltat für unser Gehirn.

Sie werden sich fragen, wie es um die Cortisolwerte steht, ob sie auch bei Bewegung sinken. Die Forschungslage ist hier nicht ganz eindeutig. Eine Studie an der medizinischen Fakultät von Wakayama (Japan)[72] hat 49 junge Frauen (~19 Jahre alt) mit leichten bis mittleren Depressionssymptomen zu einem zweimonatigen Experiment eingeladen. Die Probandinnen wurden in zwei Gruppen unterteilt. Die erste absolvierte jede Woche fünf aerobe Jogging-Trainings à 50 Minuten, die zweite Gruppe durfte sich in der gleichen Zeit mit Alltagstätigkeiten beschäftigen, jedoch keinen Sport treiben. Am Ende der zwei Monate wurden die jungen Frauen nach ihrem Wohlbefinden gefragt. Wie erwartet hatten die laufenden Probandinnen signifikant weniger depressive Symptome als die Kolleginnen, die sich nicht bewegt hatten. Darüber hinaus hatten sie auch im Urin weniger Cortisol und Adrenalin, das ebenso ein Stresshormon ist. Ganz nebenbei hatte sich die Lungenfunktion der sportlichen Damen verbessert, und ihr Ruhepuls war niedriger geworden. Dafür waren sie lediglich vierzig Mal keine ganze Stunde gelaufen, bei moderatem Tempo. Ähnliche Resultate sind in zahlreichen anderen Studien über aerobe Bewegung erzielt worden[73].

Steigert man aber das Trainingstempo, steigen auch die Cortisolwerte und die positiven Effekte von Bewegung auf das Gehirn sinken[74]. Und zuletzt: Zu viel des Guten ist für Körper und Geist auch zu viel. Das sogenannte Übertrainingssyndrom führt zu chronischer Müdigkeit, Burnout-Symptomatik und Abgeschlagenheit[75,76]. Auch hier, wie in allen Dingen, soll man *cum grano salis* vorgehen, wie die Römer sagten, also mit einer Prise Salz, gemeint ist Vernunft!

Bewegung macht glücklich

Was ist aus meiner Sportkarriere geworden? Als ich fünfzehn wurde, tauchte in der Aostataler Laufszene Roberta Brunet auf. Beim ersten Volkslauf, den ich mit ihr bestritt, sah ich sie nicht beim Start, und als ich durch das Ziel lief, dachte ich, ich hätte gewonnen. Dem war aber nicht so, ich war Zweite. Ich konnte es zunächst gar nicht glauben, aber ich musste mich eines Besseren belehren lassen: Roberta hatte tatsächlich gewonnen, und das mit einem Riesenabstand zu mir, so groß, dass ich sie während des gesamten Laufes nicht gesehen hatte. Gleichzeitig mit dieser Niederlage begann ich, in die neue Schule zu gehen: Wir hatten 44 Wochenstunden, eine Unzahl von Fächern, insgesamt vier Sprachen: Italienisch, Französisch, Englisch und Deutsch. Allein die Sprachen machten 24 Wochenstunden aus. Wir hatten die strengsten Lehrer, die alte Garde, sozusagen, jene, die keine Prüfung vorhersagten, sondern jeden Tag nach Lust und Laune prüften. Jeden Nachmittag, bis auf Mittwoch und Samstag, saßen wir in der Schule. Roberta wurde Italienmeisterin und legte Zeiten hin, die für mich unerreichbar waren. Mir wurde klar, dass ich es nie an die Spitze schaffen würde, auch nicht mit professionellem Training, auch nicht, wenn ich die Schule komplett aufgegeben hätte. Roberta war anders, sie war ein Champion, bereits in jenen jungen Jahren. So entschied ich mich schweren Herzens für die Schule, und das war für mich auch richtig so. Das Wichtigste war aber: Ich hatte die Pubertät überstanden, ohne grobe Ausfälle, hatte die Weichen für mein Leben gestellt und war zur Vorzugsschülerin geworden, bis zum Abitur, denn der Sport hatte mir auch Disziplin beigebracht, das „Beißen", wenn man gar nicht mehr kann, kann man doch noch. Und diese Disziplin und Härte brauchte ich für die anspruchsvollste Zeit meines Lebens, die Jahre bis zum Schulabschluss, in einer äußerst harten Schule, von einem elitären Gedanken geprägt, der keine Schwäche verzieh. 44 Schülerinnen und Schüler fingen an, und zu sechst schafften wir das Abitur. Wenn mich manchmal die Verzweiflung überkam, holte ich mir immer meinen Powergedanken: Hatte ich es geschafft, vom Rathaus von Saint Vincent bis auf den Col di Joux, unseren Hausberg, zwölf Kilometer, 1.200 Höhenmeter, bei brütender Hitze im Sommer auf dem Asphalt zu laufen, mit Herrn Simeoni im Auto hinter uns, der uns mit Megaphon anfeuerte, musste ich auch noch die letzten dreißig Seiten Geschichte am Sonntag um 20 Uhr schaffen, selbst wenn mir die Augen schon zufielen.

Roberta lief auch ihren Weg: Sie wurde mehrfach Italienmeisterin in mehreren Disziplinen (von 800 bis 5.000 Meter Bahn), machte eine internationale Läuferkarriere und schaffte sogar die Bronzemedaille bei den Olympischen Spielen in Atlanta (1996). Sie war ein besonderes Talent.

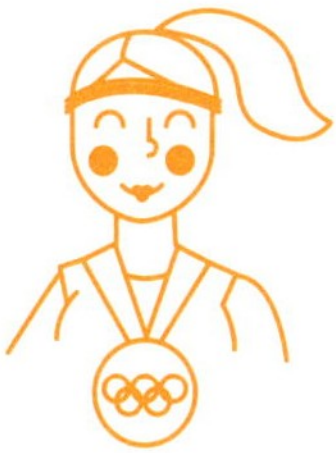

Die Disziplin, die ich beim Sport gelernt habe, ist irgendwie Teil meines Charakters geworden. Auch jetzt bin ich noch hart zu mir selbst, bis ich mein Tagespensum geschafft habe. Ich lasse bei mir (selbst) keine Ausrede von Müdigkeit gelten, wenn ich nach einem langen Arbeitstag um zehn Uhr abends nach Hause komme. Ich gehe noch sieben Kilometer guten Schrittes auf meinem Laufband spazieren. Natürlich freut es mich nicht gleich, aber ich mache es, um psychisch gesund zu bleiben, um meine Resilienz gegen Stress aufzubauen. Am nächsten Tag stehe ich gutgelaunt auf und freue mich auf die Welt.

Nein, es handelt sich bei mir sicher nie um das *Runner's High*, jenen Glücksmoment, den Sportler beim Erbringen von Hochleistungen erleben. Dabei schütten sie β-Endorphin, ein Opiat, sowie Anandamid aus, eine cannabisähnliche Substanz. Evolutionär gesehen erfüllen sie den Zweck, zu beruhigen und die körperlichen Schmerzen zu lindern[77]. Bei meinen sportlichen Leistungen, vor allem nach langen Arbeitstagen, will ich lediglich das Zusammenspiel zwischen Nervenwachstumsfaktor und dem Botenstoff, der uns in der Balance hält, Serotonin, anregen. Von den Raphé-Kernen ausgeschüttet, beeinflusst Serotonin viele Gehirnfunktionen, mitunter auch die Stimmung. Haben wir genug Serotonin, sind wir ausgeglichen und zufrieden[78]. Wir haben keine Ängste, keine Aggressionen und nehmen alles mit der notwendigen Gelassenheit, ob es sich um Studium, Arbeit oder persönliche Beziehungen handelt. Fragen Sie mich bitte nicht, ob ich damals in meinen schlaflosen Nächten zu wenig Serotonin hatte. Möglich ist es. Eigentlich hätte ich meinen Kollegen glauben müssen, die mir damals sagten, „irgendwie lernt man es schon“ oder „bei mir hat es auch nicht gleich geklappt, aber jetzt komme ich gut damit zurecht“. Ich hätte mehr Gelassenheit gebraucht. Nun, mit so wenig Bewegung, wie ich hatte, konnte das Zusammenspiel zwischen BDNF und Serotonin nicht wirklich funktionieren. Warum nicht?

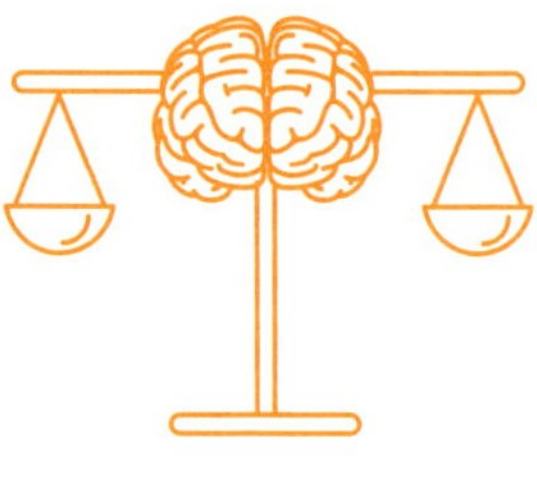

Wir haben bereits die Funktion des Nervenwachstumsfaktors besprochen: Er wirkt sich wie ein Dünger auf das Wachstum und die Differenzierung von Neuronen aus und dies auch bei jenen in den Raphé-Kernen, die den Botenstoff produzieren. Darüber hinaus beeinflusst BDNF auch den Transport von Serotonin[79], denn die Axone der Raphé-Kerne sind sehr lang und verteilen sich im gesamten Gehirn: Je länger und stärker sie werden, desto besser können sie ihre Funktion erfüllen. Das ist aber nicht alles: BDNF „düngt" auch die dopaminergen Neuronen, die den Botenstoff Dopamin ausschütten[80]. Auch bewirkt BDNF Langzeitveränderungen bei den Zielneuronen, die den Botenstoff Dopamin empfangen, und macht sie aufnahmefähiger[81]. Mit anderen Worten: Unsere Zufriedenheit und unser Glücksempfinden hängen mit den zwei Botenstoffen Serotonin und Dopamin zusammen und werden vom Nervenwachstumsfaktor gefördert und gesteuert. Wir müssen um jeden Preis dafür sorgen, dass wir genug BDNF haben, und das geht am besten mit ausreichend Bewegung. Es gibt nichts Leichteres – und das ganz ohne Nebenwirkungen.

Verstehen Sie jetzt meine Begeisterung für Rita Levi Montalcini? Und warum sie einen Nobelpreis bekommen hat? Ohne ihre Entdeckung wäre die Neurowissenschaft noch lange im Dunklen getappt. Und wir wüssten nicht, warum wir hinaus in den Sturm walken gehen oder ich spätabends noch auf dem Laufband marschiere. Einer der vielen Fachartikel, die 2013 nach dem Tod der Wissenschaftlerin als Nachruf erschienen, tituliert Levi Montalcini als *Queen of Neuroscience*, also die Königin der Neurowissenschaft[82], verdienterweise!

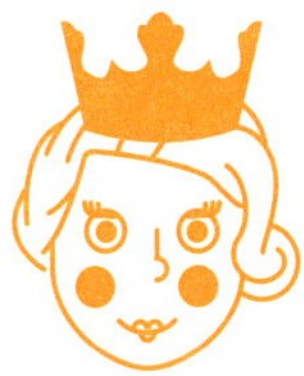

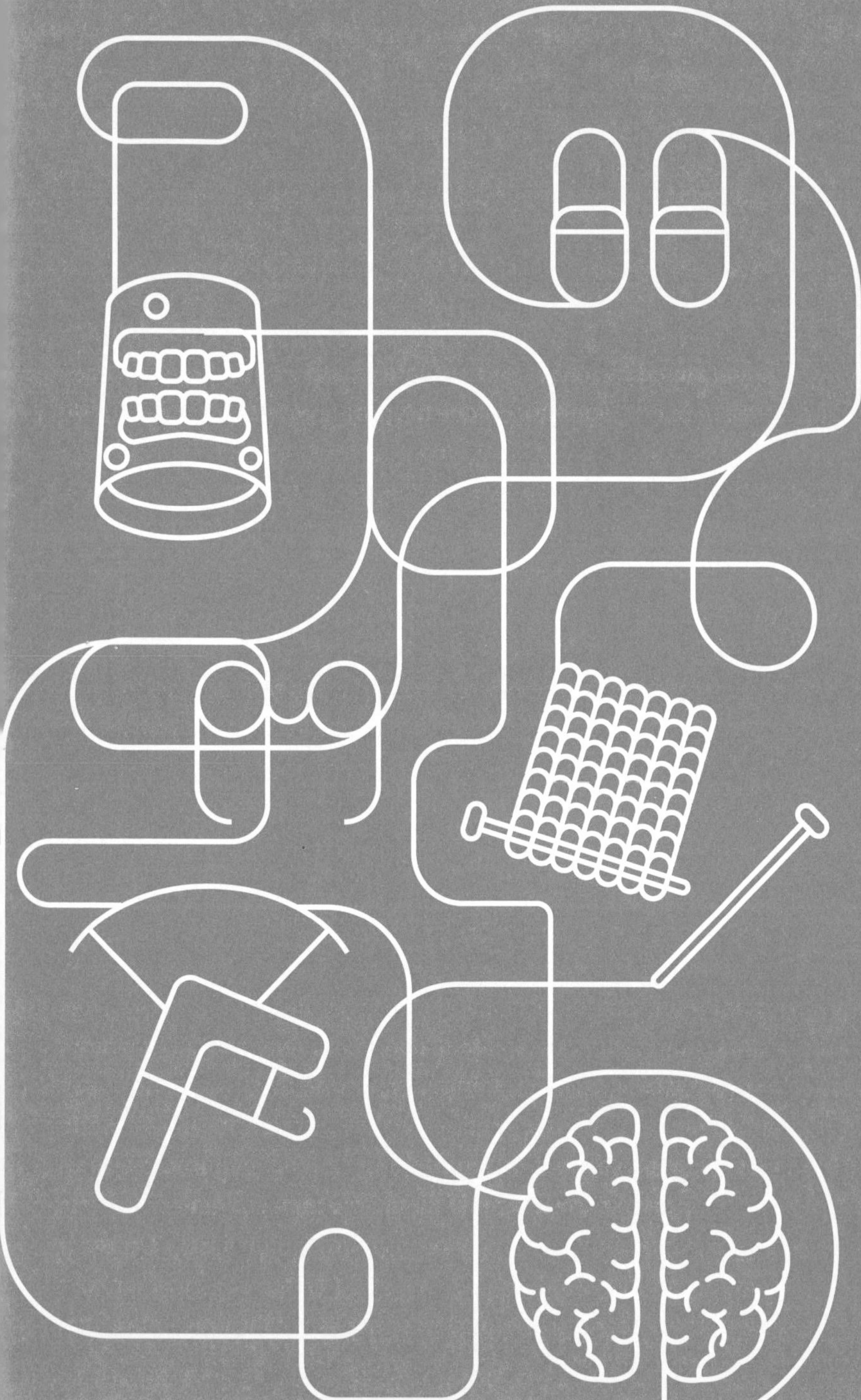

7

BEWEGUNG IM ALTER: BALSAM FÜR UNSER GEHIRN

Meine Oma mütterlicherseits wohnte in Châtillon, unserem Nachbarort. Sie war klein, zart und zäh. Die grünen Augen und die Sommersprossen habe ich von ihr geerbt. Knapp über fünfzig, verwitwete Nonna Irene, und sie musste ihren Lebensunterhalt mit der kleinen Landwirtschaft bestreiten, bis sie mit 85 starb. Ihr Häuschen war am Hang gebaut. Im Untergeschoss war ein Stall und Platz für eine Kuh, ein Schwein, ein paar Hühner und mehrere Kaninchenkäfige. Darüber wohnte sie mit einem Holzofen, den sie zum Heizen und Kochen benutzte. Unter dem Dach war der Heuboden, wo ganze Generationen von Katzen zur Welt gekommen sind. Ein typisches Aostataler Bauernhaus aus Stein und Holz, mit einem Schieferdach, zu viel zum Sterben und fast zu wenig, um zu überleben. Ihr Gemüse wuchs auf Terrassen am Hang, die mit Trockenmauern befestigt waren. Bewässert wurden sie mit einem Bach, der vom Berg herunterstürzte und mit einem komplexen Kleinkanalsystem reguliert wurde. Sie bearbeitete alles händisch. Nonna Irene züchtete auch Weinbergschnecken und verkaufte die Produkte jeden Montag am Markt von Châtillon. Ihre Wege legte sie zu Fuß zurück, auch den am Sonntagnachmittag zu uns, Winter und Sommer, in der Hitze und im Schneesturm, fünf Kilometer nach Saint Vincent entlang der Bundesstraße und fünf wieder zurück nach Hause. Das erste Mal ins Krankenhaus kam Nonna Irene kurz vor ihrem Tod, bis dahin wachte sie über Haus und Hof, über ihre Finanzen mit ihrer Katzenbrigade ganz alleine, bis zum Ende!

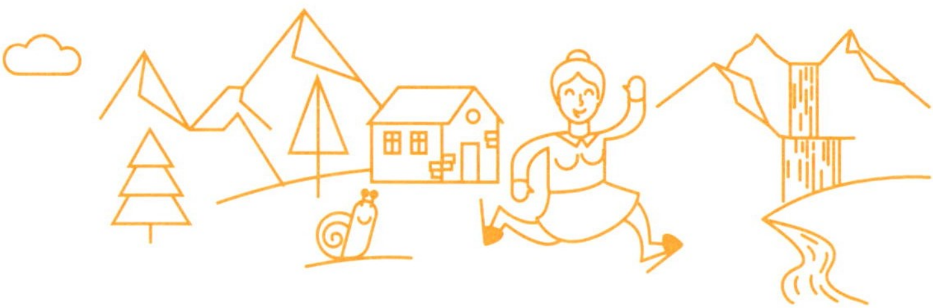

Das alternde Gehirn

So wie unsere Haut, die faltig wird, altert unser Gehirn. Unser Gesicht sehen wir täglich im Spiegel, aber das Gehirn bleibt im Verborgenen, daher rechnen wir gar nicht damit, dass es auch irgendwann schwächelt. Dies fällt uns erst auf, wenn wir auf Dinge vergessen oder uns einen neuen Namen oder ein paar Zahlen hintereinander schwer merken können. Auch alternde und gesunde Gehirne sind von Volumenreduktion betroffen, von einer Schrumpfung um zirka 5 % pro Jahrzehnt ab dem 40. Lebensjahr[1]. Eine neue Studie aus Japan, mit nur 199 Teilnehmern (alles Japaner), kommt auf die Hälfte der Schrumpfung ohne Unterschied zwischen Männern und Frauen. Die Wahrheit wird für uns Europäer irgendwo in der Mitte liegen[2]. Veränderungen im Gehirnvolumen werden ab dem 70. Lebensjahr beschleunigt[3]. Für uns alle gilt, dass das Schrumpfen nicht zu übersehen ist, weil es mit Veränderungen in der Funktion mehrerer kognitiver Fähigkeiten einhergeht. Wie wirkt sich die Schrumpfung unseres Gehirns konkret bei alternden, ich betone, gesunden Menschen aus?

Anstrengend werden Aufmerksamkeit und Switchen zwischen mehreren Aufgaben. Vergegenwärtigen Sie sich, wie es ist, wenn Sie Ihrem achtzigjährigen Großvater die Verwendung einer App auf seinem Smartphone erklären. Es kann sein, muss aber nicht, dass er sich auf das Zuhören und Schauen, also auf die Aufgabe, nicht lange konzentrieren kann und gerne immer wieder abschweift, von etwas anderem reden will und die Aktion vertagen möchte. Trudelt währenddessen die Nachricht Ihrer Kusine über WhatsApp ein, schreibt er nicht gleich zurück, bleibt stur bei seiner Aufgabe, die neue App zu verstehen, welche Sie ihm gerade erklären. Am Ende braucht der Opa länger, um die App zu verstehen und zu verwenden und der Enkelin zu antworten, als Sie. Also aufmerksam zuzuhören und mehrere Dinge gleichzeitig zu erledigen bzw. die Prioritäten beim Erledigen verschiedener Aufgaben gleichzeitig richtig zu reihen, ist eine Schwierigkeit, die mit der Schrumpfung des orbitofrontalen Kortex und des Gyrus Cinguli verbunden ist[4,5].

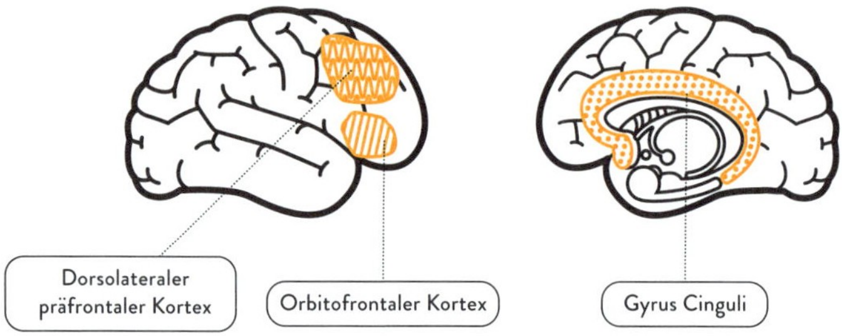

Sie haben aber auch sicher beobachtet, dass Ihr Opa während der Erklärung seine Schwierigkeiten hat, im Kopf zu behalten, was Sie gerade gesagt haben. Es kann auch sein, dass er es gleich darauf auch nicht mehr weiß und Sie es zweimal hintereinander erklären müssen. Das Gesagte ist vielleicht nicht im Arbeitsgedächtnis hängen geblieben. Dies gilt nicht nur für die App. Ist es Ihnen schon passiert, wenn Sie die Werkzeugkiste aus dem Keller holen wollen, dass Sie unten angekommen sind und nicht mehr wissen, warum Sie in den Keller gegangen sind? Mir schon. Dann erledige ich eben etwas anderes. Und kaum, dass ich wieder vor dem Wasserhahn in der Küche stehe, weiß ich, warum ich in den Keller gegangen war. Ja, mit der Zeit treten Defizite im Arbeitsgedächtnis auf, zunächst wenige, aber dann mehr. Sie sind auf die Schrumpfung von Bereichen des dorsolateralen präfrontalen Kortex zurückzuführen[6,7]. Selbstverständlich ist auch das Kurzzeitgedächtnis betroffen sowie die Navigation im Raum. Die Schrumpfung betrifft außerdem den Hippocampus und den entorhinalen Kortex[3].

Gleichzeitig ist es so, dass auch das Langzeitgedächtnis in verschiedener Hinsicht schwächer wird, oft abhängig davon, wann wir die Information gespeichert haben. Was sehr alt ist, vergisst man selten, weil diese Erinnerungen in den zwar alten, aber guten Netzwerken unserer Jugend stabil gelagert sind[8]. Mir fällt gerade meine erste Barbie-Puppe ein: Ich weiß noch genau, wie sie aussah und welches Kleidchen sie trug. Sie hatte am Hinterkopf eine lange Haarsträhne, die ich mit einer winzigen rosa Bürste frisieren konnte. Auch meinen ersten Kuss werde ich nie vergessen[9]. Doch gewisse Funktionen im Programm Photoshop, die ich vor zirka zehn Jahren gelernt habe, in einem Profi-Kurs, davon weiß ich – ehrlich gesagt – nicht mehr so viel. Und an den Trainer erinnere ich mich gar nicht mehr.

Ein schwächeres Langzeitgedächtnis geht mit dem progressiven Abbau der Netzwerke, die wir im Lauf der Jahrzehnte aufgebaut haben, einher. Jene Netzwerke, die wir nicht ständig benutzen, weil von zu wenig Aktivität „wachgerüttelt" und dadurch nicht in Stand gehalten, sind anfällig für Verfall. Stellen Sie sich eine Straße vor, die für den Verkehr gesperrt und nicht mehr gepflegt wird. Innerhalb kurzer Zeit entstehen Risse in der Asphaltdecke, und daraus wächst der Löwenzahn, früher oder später nisten sich erste Birkensamen ein, und irgendwann holt sich die Natur ihren Platz zurück, den die Straße besetzt hatte. Manche Leser werden auch ihre Problemchen mit Wahrnehmung und manchmal mit Wortfindung („es liegt mir auf der Zunge") haben: All das ist in der Literatur gut als „Alterserscheinungen" belegt, und mehr oder weniger ist jeder Mensch früher oder später davon betroffen[10]. Fragen Sie einen Neurologen!

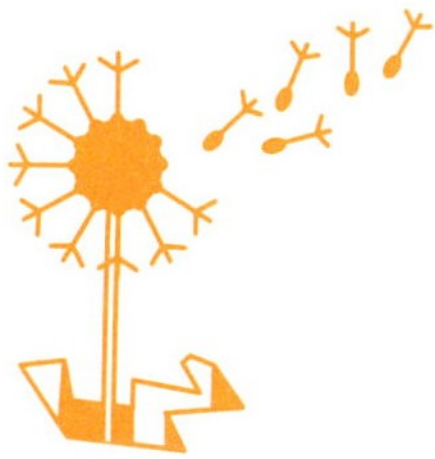

Ausgedehntes Spazierengehen guten Schrittes hilft

Was soll man gegen das Schrumpfen tun? Man braucht gar keinen Marathon zu laufen, auch keinen Hochleistungssport zu treiben. Auch die Schnellrezepte, also vier Wochen viel tun und danach nichts mehr, werden sich nicht bewähren. Grundsätzlich geht es darum, das Gehirn als System im Ganzen aufrechtzuerhalten und nicht nach der Schraube zu suchen, die locker geworden ist, um sie schnell festzudrehen. Halten wir über Bewegung das Gesamtsystem fit, werden wir in der Peripherie keine lockeren Schrauben finden, oder wenig davon. Das zeigt eine neunjährige Langzeitstudie[11] in den USA, an der 299 ältere Erwachsene teilgenommen haben. Zu Beginn der Studie waren sie durchschnittlich 78 Jahre alt. Das Volumen ihrer grauen Substanz wurde mittels Magnetresonanztomographie gemessen, außerdem wurden ihre kognitiven Fähigkeiten getestet, bevor das Experiment begann. Die Probanden führten für die Gesamtdauer des Experiments ein Bewegungstagebuch. Nach neun Jahren wurden nur noch jene 183 Probanden ausgewertet, die keine Diagnose kognitiver Beeinträchtigungen in der Zwischenzeit hatten. Da die Versuchspersonen keinen Vorgaben folgten, wie viel Bewegung sie zu absolvieren hatten, gab es jene, die wenig und langsam walkten, aber auch andere, die sich im Lauf der Zeit steigerten und schneller mehr Kilometer zurücklegten. Die Wissenschaftler unterteilten die Personen in vier Gruppen und stellten fest, dass nur jene Probanden, die im Durchschnitt mindestens alle fünf Tage zirka zwölf Kilometer guten Schrittes gegangen waren, etwa sechs Kilometer in der Stunde, ihre kognitiven Fähigkeiten erhalten hatten. Vielmehr: Das Gehirn der Spaziergänger war bedeutend weniger geschrumpft, ausgerechnet im Hippocampus, im entorhinalen (Gedächtnis) sowie im präfrontalen Kortex. Ganz nebenbei hatten die Probanden fast keine Probleme mit Bluthochdruck und mit Typ-II-Diabetes.

Eine weitere der zahlreichen Studien fand mit 120 älteren Erwachsenen (~66 Jahre) statt. Die Wissenschaftler wollten die Frage beantworten, ob nur Fortbewegung (Gehen, Walken, Laufen) den Benefit schafft oder andere Arten körperlicher Ertüchtigung auch. Eine Gruppe ging ein Jahr lang dreimal die Woche eine Stunde aerob walken, die andere machte in der gleichen Zeit Stretching-Übungen. Die Walking-Gruppe war nach einem Jahr fitter und hatte auch erhöhte BDNF-Werte. Die Wissenschaftler hatten die Gehirne der Probanden vor dem Experiment gescannt. Sie wollten wissen, ob die Schrumpfung des Hippocampus, in diesem Alter ca. 2% jährlich, gemindert werden konnte. Bei den Walkern wurde das Schrumpfen nicht nur aufgehalten, die Hippocampi wurden sogar größer als vorher, und damit verbunden war auch eine Steigerung des räumlichen Gedächtnisses. Bei der Gruppe, die Stretching gemacht hatte, war der Hippocampus hingegen weiter geschrumpft[12].

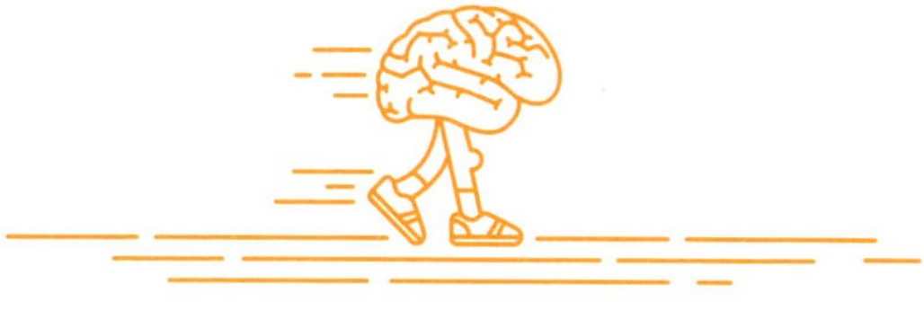

Demenz, unser Schreckgespenst

Obwohl ich mit Nonna Irene wenig Kontakt hatte - sie hatte ja auch wenig Zeit für uns Enkelkinder -, möchte ich im Alter so fit im Kopf sein, wie sie es war. Als sie hörte, dass ich mit fünfzehn meine ersten Auslandsaufenthalte plante, einen Monat in Paris und zwei Monate in Deutschland, schüttelte sie den Kopf und sagte: „Du bist verrückt!“ Sie ging aber auch zu ihrer Küchenkredenz, kramte ein Gurkenglas hervor, in dem ein Röllchen Geldscheine war, und zog hunderttausend Lire heraus: „Das wirst du brauchen.“ Das war eine Menge Geld, und das war alles mit ihren Händen verdient.

Die Vorstellung, alt und dement vor mich hin zu vegetieren, ist mein Schreckgespenst. Was versteht man genau unter Demenz? Dieses Wort - allein für sich stehend - bezeichnet nicht eine Krankheit, sondern eine Reihe von Symptomen, die in den Abbau geistiger, emotionaler und in der Folge sozialer Fähigkeiten münden. Viele neurologische Erkrankungen führen zur Demenz, darunter Alzheimer. Alzheimer ist eine der am besten beforschten Krankheiten, weil sie weltweit sehr verbreitet ist, allerdings gibt es noch immer keine erfolgreiche Therapie dagegen. Wenn man weiß, was Alzheimer im Gehirn bewirkt, wird rasch klar, dass Prävention die beste Lösung ist. Was richtet diese Krankheit in unserer Kommandozentrale an?

Wir haben im ersten Kapitel die Netzwerke beschrieben, zu denen sich Neuronen verschalten, und die unser ganzes Wissen und Können speichern. Wir sind tatsächlich jene Netzwerke. Egal ob wir in Molekularbiologie promoviert haben oder Skiweltmeister sind. Das, was wir an kognitiver oder körperlicher Leistung bringen, steckt in den Verbindungen unter Neuronen, die wir in unserem Leben aufgebaut haben. Einen Geist, der abstrakt irgendwo schwebt und unabhängig vom Gehirn existiert, wie uns mancher Philosoph, Theologe oder sogar Linguist bis ins 20. Jahrhundert hinein glauben lassen wollte, gibt es definitiv nicht. Warum das Gehirn unser Geist ist, versteht man schon beim Wirt. Trinken wir ein Glas zu viel, sind jede Menge geistige Fähigkeiten beeinträchtigt: unsere Wahrnehmung, unsere Reaktionsfähigkeit und Motorik. Wir können Impulse schwer unterdrücken, werden aggressiv, enthemmt, naiv und sagen die Wahrheit (*in vino veritas*), manche sprechen sogar Fremdsprachen besser[13], andere treffen die falschen Entscheidungen und fahren mit dem eigenen Auto nach dem langen Abend nach Hause. Und all das, weil Ethanol, so bezeichnet man Alkohol in der Fachsprache, im Magen sehr schnell aufgenommen wird, die Bluthirnschranke passiert und eine lange Reihe von Prozessen im Gehirn, in den Zellennetzwerken, auslöst – und nicht in einem Geist, der immateriell ist: Alkohol durchdringt in diesen Netzwerken alles, und sie sind aus „Fleisch und Blut"!

Man kann sich die Netzwerke in unserem Gehirn auch wie ein sehr dichtes Straßennetz vorstellen, so wie in einer Großstadt, mit unzähligen großen und kleinen Straßen, mit Gassen und Durchgängen, auch Spazier- und Radwegen. In einer Großstadt gehen Millionen von Menschen und Tieren hin und her, legen ihre Wege zurück. Im Gehirn werden unzählige Informationspakete von A nach B transportiert, über Netzwerke an der Oberfläche und im Inneren des Gehirns, wie auf unglaublich schnellen Autobahnen der Informationsübertragung. Nun stellen Sie sich vor, dass auf diese fiktive Stadt mit dem wunderbaren Kommunikationssystem plötzlich zehn kleine Meteoriten fallen und einige Straßen beschädigen. Die Menschen werden zuerst alternative Wege suchen und gleichzeitig die beschädigten Wege reparieren. Diese Menschen werden auch etwas länger zur Arbeit brauchen oder zum Supermarkt. Aber sie werden es noch schaffen, von A nach B zu kommen. Wenn nach ein paar Tagen vielleicht tausend Meteoriten auf das Straßennetzwerk fallen, wird die gesamte Kommunikation in dieser fiktiven Stadt aber zum Erliegen kommen.

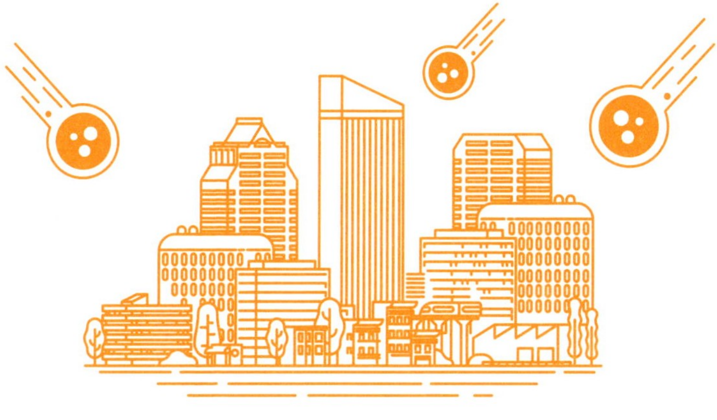

Was sind im Gehirn die „Meteoriten", wenn Menschen an Alzheimer erkranken? Sie sind die berüchtigten senilen Plaques. Es handelt sich um Ablagerungen aus β-Amyloid und Tau-Protein. Im gesunden Gehirn erfüllen beide Eiweiß-Sorten wichtige Funktionen: β-Amyloid wirkt antibakteriell und unterstützt die Kommunikation unter Neuronen. Es wird abgebaut und lagert sich nicht ab. Das Tau-Protein bestimmt den Aufbau der Mikrotuboli, der unsichtbaren Röhrchen, welche das Zellenskelett des Neurons bilden. Sammeln sich diese zwei Eiweißsorten an, weil nicht abtransportiert, beschädigen sie Axone und Dendriten. Die Zellen können dadurch untereinander nicht mehr kommunizieren, sie sterben ab und die Hirnmasse verringert sich.

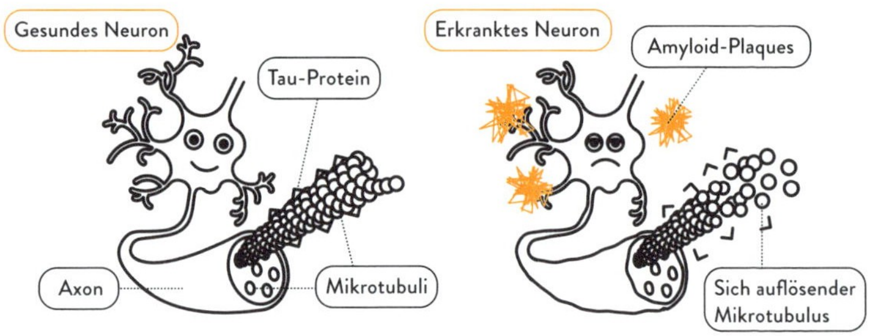

Es geht aber nicht nur um diese zwei Eiweißsorten: Auch der Stoffwechsel der Mitochondrien, der kleinen Kraftwerke der Neuronen, ist gestört. Dadurch werden Radikale produziert, also oxidative Substanzen, die ebenfalls der Zelle schaden. Diese und noch weitere Prozesse zerstören im Lauf der Zeit die Netzwerke unseres Wissens und unseres Könnens.

Über die Ursachen von Alzheimer gibt es unzählige Theorien. Eine, die mich persönlich überzeugt, die des glymphatischen Systems, ist relativ neu und die Entdeckung von Maiken Nedergaard, einer dänischen Neurobiologin[14]. Die Bezeichnung setzt sich zusammen aus Glia und lymphatisch. Erst im Jahr 2012 hat die Forscherin herausgefunden, dass es im Gehirn und Rückenmark ein Reinigungssystem gibt, das Schadstoffe und Ablagerungen des Gehirnstoffwechsels abtransportiert[15]. Dieses System wird als Tunnelsystem aus Gliazellen beschrieben[16], die sich an die Blutgefäße anschmiegen. Ist die Abtransport-Fähigkeit des glymphatischen Systems nicht mehr so gegeben wie in der Jugend, kommt es zu den Ablagerungen, die unsere Netzwerke mit der Zeit zerstören.

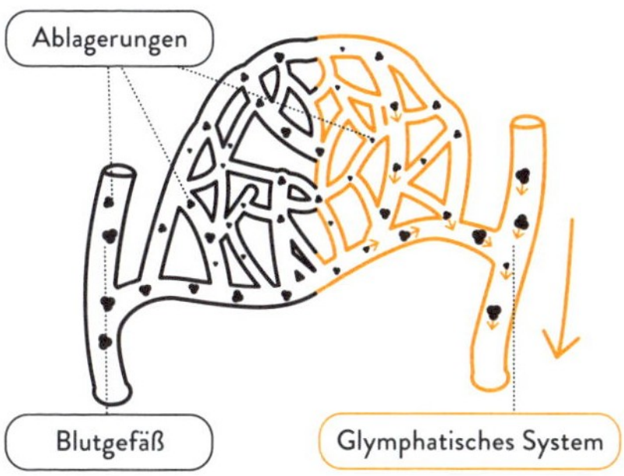

Nun, meinen Sie nicht, dass man mit Bewegung das glymphatische System fit halten kann? Diese Idee hatten auch chinesische Forscher von der Yat-sen-Universität. Sie stellten ihren betagten Labormäusen ein Laufrädchen in den Käfig. Davor mussten die Nager den Wasserlabyrinth-Test absolvieren. Die Tiere werden dabei in ein Becken gelassen, in dem knapp unter der Wasseroberfläche ein Labyrinth steht, in dessen Mitte sich eine kleine Plattform befindet. Da Mäuse nicht aus eigenen Stücken schwimmen, suchen sie immer nach „Land“. Haben sie ein gutes räumliches Gedächtnis, also einen Hippocampus mit fitten Gitter- und Platzzellen, merken sie sich im Labyrinth die Wege, die zur festen Unterlage unter den Pfoten führen, und finden innerhalb kurzer Zeit die Plattform. Sind die Mäuse aber bereits dement und ist ihr Hippocampus durch senile

Plaques angeschlagen, haben sie im Wasserlabyrinth verständlicherweise Schwierigkeiten. Sie schwimmen immer wieder auch dorthin, wo sie bereits waren.

Die chinesischen Mäuse waren in ihrem Wasserlabyrinth beim ersten Test nicht wirklich gut, und eine besondere Methode zeigte mittels Fluoreszenzmarkierung, dass sie eine gewisse Dichte an senilen Plaques in ihrem Gehirn hatten. Nun waren unter den Nagern manche bewegungsfreudiger als andere: Sie gingen freiwillig immer wieder in ihr Laufrädchen. Die Couch-Potatoes hingegen blieben auf der faulen Haut liegen. Nach sechs Wochen gingen alle Mäuse nochmals schwimmen und wie erwartet schlossen die Läufer besser ab als die Faulpelze. Die Wissenschaftler schauten nochmals in das Gehirn der Tiere mit der Zwei-Photonen-Mikroskopie, die es ermöglicht, beim lebenden Gehirn in die Tiefe des Gewebes zu blicken. Sie entdeckten tatsächlich Verbesserungen im glymphatischen System, also im Abtransport der Schadstoffe, aber auch eine Reduktion der Plaques[17]. Ähnliche Resultate wurden Anfang 2018 von einer anderen Forschungsgruppe erzielt, in der diesmal junge Mäuse für fünf Wochen sechs Kilometer am Tag gelaufen waren[18].

Diese Beweise sind unmissverständlich: Wir können durch Bewegung eine „Abfalldrainage“ unseres Gehirns bewusst betreiben, Tag für Tag, am besten 365 Tage im Jahr.

„Bei mir ist es schon egal!“

Wie oft höre ich diesen Satz? Dem wird auch gerne hinzugefügt, „ich bin schon zu alt, um etwas zu verändern“. Da sage ich definitiv: Nein, es ist nie zu spät. Sogar Alzheimer-Patienten im fortgeschrittenen Stadium profitieren von Bewegung. An der Universität Genua fragte der Forscher Massimo Venturelli, ob tägliches Spazierengehen auf dem Gang der Einrichtung den kognitiven Verfall aufhalten kann. Er hatte bereits beobachtet, dass jene Patienten, die das freiwillig taten, weniger depressiv waren und ihre Alltagstätigkeiten besser verrichten konnten (sich selbstständig waschen, essen usw.). 21 Patienten zwischen 79 und 84 nahmen ein halbes Jahr lang an dieser Studie teil. Die Hälfte ging viermal in der Woche auf dem Gang der Einrichtung eine halbe Stunde spazieren, die andere Hälfte setzte nur jene Schritte, die für den Alltag notwendig waren. Vor dem Experiment und danach wurden die Patienten dem Mini-Mental-Status-Test unterzogen. Er dient dazu, Gedächtnis, Sprache und Sprachverständnis, zeitliche und räumliche Orientierung, Schreiben, Lesen, Rechnen und Zeichnen auf einem einfachen Niveau zu prüfen. Die Spaziergänger konnten durch diese einfach(st)e Maßnahme eine Verbesserung um 23% in ihren alltäglichen Aufgaben verzeichnen. Der Mini-Mental-Status-Test zeigte bei den Spaziergängern einen Verlust der kognitiven Fähigkeiten um 13% auf, aber bei denen, die keine Bewegung gemacht hatten, um dramatische 47%, und das innerhalb nur eines halben Jahres! In der Forschungsgruppe von Venturelli, der als Neurologe seinen Dienst im Krankenhaus versieht, setzt man weiter auf Bewegung gegen Alzheimer: Ein neulich publizierter Fachartikel beschreibt, wie Bewegung die Plastitzität des Gehirns steigert, seine Vaskularisierung und die Funktion der Mitochondrien verbessert[19]. Nein, es ist für niemanden zu spät, der dieses Buch gerade liest, aber mit Sicherheit auch nicht für jene, die es gerade nicht lesen. ☺

Der größte Feind im Alter: Stress

Im Alter fällt die Beanspruchung im beruflichen Alltag weg, daher auch eine Quelle von Stress. Andere Begebenheiten, wie der Verlust des Lebenspartners, Konflikte innerhalb der Familie oder die Übersiedlung in ein Pflegeheim, setzen dennoch dem alternden Gehirn durch die Wirkung von Cortisol schwer zu. Nicht nur, dass der Hippocampus angegriffen und somit das Gedächtnis zusätzlich geschwächt wird, auch das Vorderhirn und darin jene wichtigen kognitiven Funktionen, die wir in diesem Buch besprochen haben, unter anderem die kognitive Kontrolle, die Entscheidungsfindung und die Aufmerksamkeitssteuerung, können schwer in Mitleidenschaft gezogen werden[20]. Bruce McEwen, ein amerikanischer Forscher, der sich mit dem Thema Stressresilienz, also Widerstandsfähigkeit gegen Stress, beschäftigt, weist auf das Regenerationspotenzial von Gehirnen in verschiedenen Lebensabschnitten hin. Wie die untenstehende Illustration zeigt, wirkt sich Cortisol auf die Arborisierung der Neuronen aus. Die Fortsätze werden kürzer, und die dendritischen Dornen, aus denen sich Synapsen entwickeln, geringer in der Zahl. Hört der Stress auf, kann sich das Gehirn regenerieren, jedoch – je nach Alter – unterschiedlich gut. In jungen Jahren erholt sich der dendritische Baum, indem die Fortsätze wieder wachsen, wie sie ursprünglich waren. Im mittleren Alter wachsen die Dendriten zwar nach, aber ihre ursprüngliche Länge bekommen sie nicht mehr. Im fortgeschrittenen

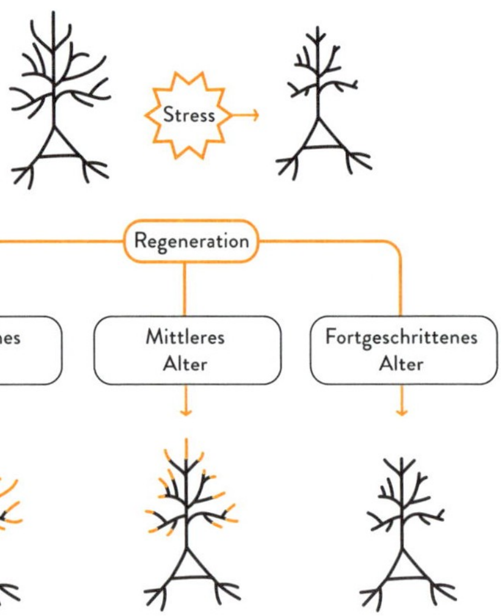

Alter wachsen die Dendriten gar nicht mehr nach. Bei den dendritischen Dornen, die dann zu Synapsen werden, ist dieser Effekt in allen Altersstufen gleich: Die Zahl bleibt geringer als vor der Stressphase. Stress hinterlässt Spuren in unserem Gehirn, das wussten wir, aber im fortgeschrittenen Alter wirkt er sich noch dramatischer aus. Kein Wunder also, dass ein Trauma für ältere Menschen auch den Niedergang ihrer kognitiven Funktionen einleiten oder diese plötzlich verschlechtern kann.

Ist das ein endgültiges Urteil? Nein, aber es kann zu einem werden, wenn wir uns nicht bewegen. Das zeigen zahlreiche Studien, darunter ein Experiment mit älteren Ratten[21], die eine Besonderheit hatten: Sie erlebten Stress nicht nur während des Experiments, sondern waren schon mit Stress auf die Welt gekommen, denn sie wurden nach der Geburt von ihren Müttern getrennt. Dieses Tiermodell, so nennt man das in der Forschung, in diesem Fall Ratten, die emotionalen Stress bei der Geburt erlitten haben, dient zur Beobachtung, ob dies das Gehirn der Tiere und somit ihr Verhalten verändert. Und natürlich passiert das auch, indem diese Tiere unter anderem ein Ungleichgewicht im Botenstoff-System erleiden und dadurch dazu neigen, Depressionen zu entwickeln. Die Forscher wollten beobachten, ob sich Bewegung positiv auf diese Erscheinungen auswirkt und ob sie den Ratten psychisch hilft. So wurde die Hälfte der Käfige mit einem Laufrad ausgestattet. Die darin wohnenden Tiere wuchsen zwar mit viel Stress, aber auch mit Bewegung auf. Die Wissenschaftler erwarteten, dass Bewegung auf die Cortisol- und BDNF-Werte bzw. auf das Auftreten von Depressionen im Alter einen Einfluss haben würde. Diese Hypothese wurde auch im Verhalten und dem Gehirn der Tiere zumindest teilweise bestätigt. Schwimmen setzten die Wissenschaftler als Messverfahren für Depression ein. Nager, die kein Laufrädchen hatten, waren depressiv und wollten nicht schwimmen. Die Läuferratten wollten auch nicht wirklich schwimmen, aber einmal ins Wasser gelassen, bewegten sie sich bedeutend mehr als die anderen. Sie waren also nicht wirklich depressiv. Die Cortisolwerte waren aber bei allen Tieren überhöht. Das ist klar, denn der Stress hörte ja nie auf. Interessanterweise hatten die sportlichen Tiere aber bedeutend mehr BDNF in diversen Regionen ihres Gehirns, dadurch konnte ihnen Depression wenig anhaben. Dieses Experiment zeigt, dass der Nervenwachstumsfaktor den Auswirkungen von Cortisol, also Schäden in der Arborisierung der Neuronen, durch „Düngung“ entgegenwirkt: wieder ein Lichtblick für uns alle.

Wahrscheinlich glauben Sie, dass Nonna Irene sich auch immer gesund ernährt hat, daher ihre gute physische und psychische Gesundheit? Sie war ursprünglich aus Venetien und ihr Hauptnahrungsmittel war Polenta, also Maisbrei, keine Nudeln, kein Brot und schon gar keine Pizza. Dazu kochte sie sich meistens ein Kaninchengulasch oder einen Hühnereintopf und davon aß sie, bis der Topf leer war. Natürlich musste sie davor sowohl das Kaninchen als auch das Huhn schlachten, häuten und rupfen, auch die Eingeweide herausnehmen. Manchmal wurde die Polenta in den Ofen geschoben, mit einer ordentlichen Portion Butter und Fontina, dem Aostataler Almkäse, überbacken. Ich weiß nicht, ob Nonna Irene gewusst hat, was Kalorien sind. Aber sie brauchte Kraft, denn sie arbeitete den ganzen Tag körperlich schwer auf ihren Gemüseterrassen, im Stall und war nur zu Fuß unterwegs.

Chronischer Stress, Depression und Alzheimer

Was ist nun die Krönung dieser Reihe von Hiobsbotschaften? Depressive Menschen haben ein höheres Risiko, an Alzheimer zu erkranken. Das hat uns noch gefehlt und es ist nachvollziehbar: Das System Gehirn ist durch die ständige Wirkung von

Cortisol aus dem Gleichgewicht. Die Dendriten sind beschädigt und die Dichte der dendritischen Dornen im Hippocampus und präfrontalen Kortex verringert sich mit der Zeit. Metaphorisch gesprochen, ist es wie in einer Prärie, in der die Versteppung schon eingesetzt hat, in der nicht mehr das saftige Gras wächst und der Boden weich ist, sondern wo die Grasbüschel im sandigen Boden von den Tieren angenagt dem Wind trotzen, karg und durstig. Einen solchen „Weidegrund“ habe ich auf einer Rucksackreise im Jahr 2005 im Outback von Tansania erlebt - danach habe ich Afrika besser verstanden: Die Massai-Herden wurden damals täglich zirka 70 Kilometer getrieben, damit die Kühe halbwegs satt wurden. Und so stelle ich mir die Oberfläche des Gehirns vor, wenn Cortisol seinen Kahlschlag betreibt.

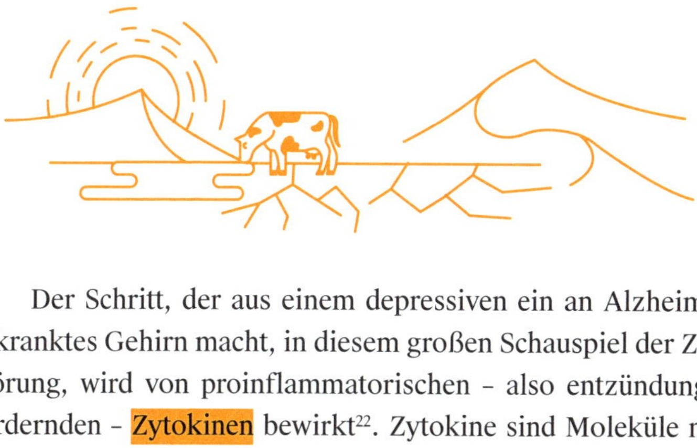

Der Schritt, der aus einem depressiven ein an Alzheimer erkranktes Gehirn macht, in diesem großen Schauspiel der Zerstörung, wird von proinflammatorischen - also entzündungsfördernden - Zytokinen bewirkt[22]. Zytokine sind Moleküle mit Signalwirkung, die von Immunzellen in das System Gehirn gesendet werden. Wenn Immunzellen „bemerken“, dass etwas nicht in Ordnung ist, schicken sie ihre „Helferinnen“, also die Zytokine, dorthin, wo eine Entzündung aufgebaut werden soll. Dies, weil die Entzündung zunächst wichtige Aufgaben erfüllt, zum Beispiel Bakterien tötet. Aus dem Alltag: Wir haben uns alle schon einmal einen Schiefer eingezogen. Meistens,

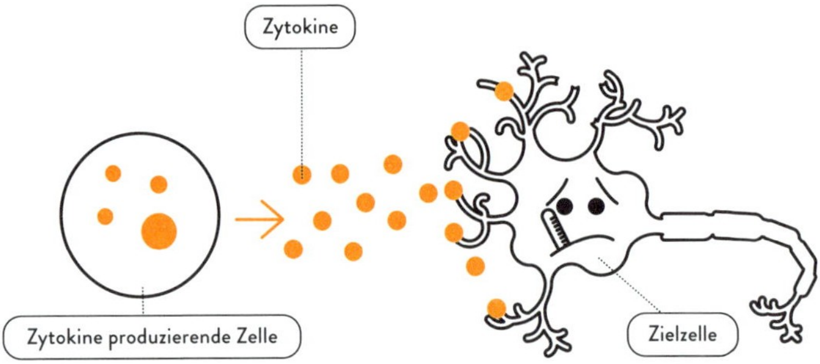

ZYTOKINE

wenn Bakterien am Holz sind, entzündet sich die Stelle rund um den Eindringling. Sie wird rot und heiß und die Bakterien sterben unter anderem durch die Temperatureinwirkung. Die Forscher meinen, dass die proinflammatorischen Zytokine sich wie kleine Entzündungsherde im Hippocampus auswirken und die Neurogenese unterdrücken; darüber hinaus würden die Entzündungen - zusätzlich zu Cortisol - den Neuronen schaden und ihren Tod bewirken.

Verfolgt man die Alzheimerforschung, sieht man, dass an mehreren Fronten gekämpft wird, wobei der Fokus jedes Mal auf ein einziges Phänomen gelegt wird, das man versucht aus- oder einzuschalten, wie zum Beispiel die Entzündung. Ibuprofen, ein Medikament, das wir fast alle im Arzneischrank haben, hat im Tiermodell - also mit Mäusen, die man genetisch so manipuliert hatte, dass sie alle Alzheimer hatten - zur deutlichen Reduktion von β-Amyloid-Plaques geführt[23]. Das war der Beweis dafür, dass Entzündungen eine Schlüsselrolle im Gehirn spielen. Auf diese Idee kamen die Forscher, weil sie beobachtet hatten, dass Rheuma-Patienten, welche sogenannte nicht-steroidale Entzündungshemmer in hoher Dosierung einnehmen, bedeutend weniger an Alzheimer erkranken. Obwohl der Zusammenhang auffiel, ist dieser Effekt laut neuester Forschung[24] bei Menschen nicht eindeutig nachgewiesen. Über Dosierung und Länge der Einnahme sowie die damit verbundenen Langzeitrisiken von Entzündungshemmern herrscht noch keine

Klarheit[25]. Eindeutig ist aber, dass diese Medikamente in hoher Dosierung, so wie Rheumatiker sie einnehmen, mit dem Zweck der Prävention, zahlreiche negative Nebeneffekte haben.

Kein Weg führt an der Bewegung vorbei. Sie ist die einzige Therapiemaßnahme ganz ohne Nebeneffekte, die systemisch wirkt und nicht nur die eine oder andere Schraube anzuziehen versucht. Wenn ich diese Zusammenhänge im Hörsaal erkläre, fragen die Studenten berechtigterweise, ob man Cortisol mit einer Antagonist-Substanz nicht einfach ausschalten könnte. Man hätte dadurch das Problem an der Quelle gelöst: kein Cortisol, keine Depression, kein Alzheimer. Wenn es nur so einfach wäre. Das ist nicht möglich, weil dadurch unsere Reaktionen nicht mehr adäquat ausfallen würden: Wir würden uns vor Feinden nicht mehr schützen und wahrscheinlich sogar früher sterben. Evolutionär gesehen würde uns die Beseitigung von Cortisol also nicht weit bringen.

Übergewicht im Alter: No-Go

Sie werden lachen: Als ich jung verheiratet war, kochte ich für meinen Mann gerne und oft italienisch. Wir fuhren einmal in die Toskana auf Urlaub, und er machte Videoaufnahmen unserer Unterkunft, samt Swimmingpool. Zu Hause sahen wir uns die Aufnahmen an und ich beobachtete auf einem Liegestuhl eine Frau mit einigen Kilo zu viel auf den Hüften. Sie trug denselben Bikini wie ich. Erst als sie aufstand, um ins Wasser zu gehen, erkannte ich mit Schrecken: Das war ja ich! Ab jenem Tag kochte ich weiterhin italienisch für meinen Mann, aber ich aß nur noch die Hälfte und erreichte innerhalb einiger Monate wieder mein Idealgewicht.

Bei Frauen höre ich oft, dass die paar Schwangerschaftskilos nicht mehr weggegangen sind und dass es unausweichlich ist, dass man im Alter zunimmt. Das stimmt nur begrenzt und jeder Fall ist ein bisschen anders gelagert. Aber egal in welcher Lebensphase, und im Alter noch mehr: Übergewicht wirkt sich negativ auf das Gehirn aus. Eine Publikation aus dem Jahr 2015 erklärt[26], dass Übergewicht im mittleren Alter – zwischen vierzig und fünfzig – den geistigen Verfall im späteren Leben beschleunigt. So ist das Risiko für Alzheimer oder für vaskuläre Demenz erhöht, also für eine Reihe von Krankheiten, die mit Durchblutungsstörungen des Gehirns zu tun haben. Im Alter bekommen wir die bekannten Probleme, weil Blutgefäße entweder verstopft sind oder platzen. Im ersten Fall versorgen die Gefäße die Neuronen nicht mehr. Im zweiten Fall, wenn sie platzen, bilden sich Blutergüsse, welche die darunter liegenden Neuronen kaputt machen.

Es geht in diesem Buch nicht um Körperästhetik, und ich sage selbst immer, „ich laufe nicht für meine Figur". Es ist hart und ich halte es mir immer vor Augen: Übergewicht führt zum Verlust von Gehirnmasse[27], von grauer Substanz[28] (Neuronen), aber auch von weißer Substanz[29] (Axone und Gliazellen im Inneren des Gehirns), Letzteres durch Entzündungsprozesse, welche die Myelinschicht an den Zellenfortsätzen zerstören[30]. Ist das nicht schlimm?

Ein Experiment von Stanley Colcombe und Kollegen hat 59 ältere Erwachsene sechs Monate lang verschiedenen Arten von Bewegungstraining unterzogen[31]. Ein Drittel der Gruppe machte moderate aerobe Bewegung, Walking, ein Drittel Stretching-Übungen und das letzte Drittel Übungen für den Muskeltonus. Nach dem halben Jahr verzeichneten die Wissenschaftler einen signifikanten Zuwachs einiger Regionen des Vorderhirns nur bei den Walking-Probanden. Die Kontrollgruppen ohne aerobe Bewegung hatten zusätzlich an Gehirnmasse verloren – typisch für alternde Gehirne. Dieselben Arten von Bewegung wurden in einem weiteren Experiment eingesetzt, das zum Ziel hatte, die weiße Substanz von siebzig älteren Menschen nach einem einjährigen Training zu untersuchen. Die Probanden begannen das Training mit zehn Minuten pro Tag und steigerten diese Zeit jeweils um fünf Minuten, bis sie sich vierzig Minuten täglich bewegten. Auch hier konnten die Wissenschaftler nach einem Jahr eine Verbesserung der weißen Substanz feststellen, vor allem in präfrontalen Bereichen – bedingt durch die Fitness des Herz-Kreislauf-Systems[32].

Es ist also bei niemandem egal, wie es um sein Gehirn steht, egal wie alt und egal wie der BMI ist. Wir wollen im Alter unsere geistigen Fähigkeiten erhalten, und nur Bewegung ermöglicht es uns ohne Nebenwirkungen, in jeder Phase unseres Lebens an unserem Gehirn zu „reparieren".

Was wir von den Affen von Wisconsin lernen

„Ich bin zu dick, kann mich daher nicht bewegen, ich kann mich nicht bewegen, deswegen werde ich dick." Der einzige Weg aus dem Teufelskreis ist die Gewichtsreduktion. Wie soll man aber im Dschungel der Diäten und Ratgeber zum Idealgewicht kommen? Von einer wichtigen Studie möchte ich berichten, aus der man Schlüsse ziehen kann, der Wisconsin-Affenstudie. Betrachten Sie bitte die nächste Abbildung. Sie sehen zwei Affen. Welche Unterschiede entdecken Sie im Gesichtsausdruck, im Körperbau und in der Körperhaltung?

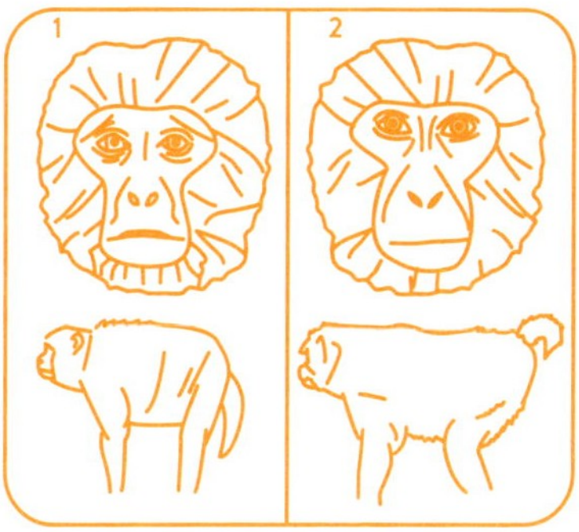

Quelle: nach Colman et al., Science (2009)

Bereits in den 1930er Jahren war sich die Forschung einig: Die Lebenserwartung von Säugetieren kann durch Kalorienreduktion erhöht werden. Die meisten Studien hatten aber Nager betroffen, sodass man zurückhaltend darin war,

die Resultate auch für Menschen als gültig zu erklären. Aus diesem Grund beschloss man 1989 am Wisconsin National Primate Research Center eine Studie mit unseren nahen Verwandten, den Rhesus-Affen, durchzuführen[33]. Während von den sechzig Primaten eine Hälfte normal gefüttert wurde, bekam die andere Hälfte um 30 % kalorienreduzierte Kost auf den Teller, ein Leben lang. Wie erwartet, lebten die Tiere mit kalorienreduzierter Kost länger, erkrankten mindestens um die Hälfte weniger an diversen Krebsarten und Herz-Kreislauf-Erkrankungen. An Diabetes starb kein einziger Affe mehr, bei den normal gefütterten Tieren waren es hingegen 19 von 30. Das gibt zu denken.

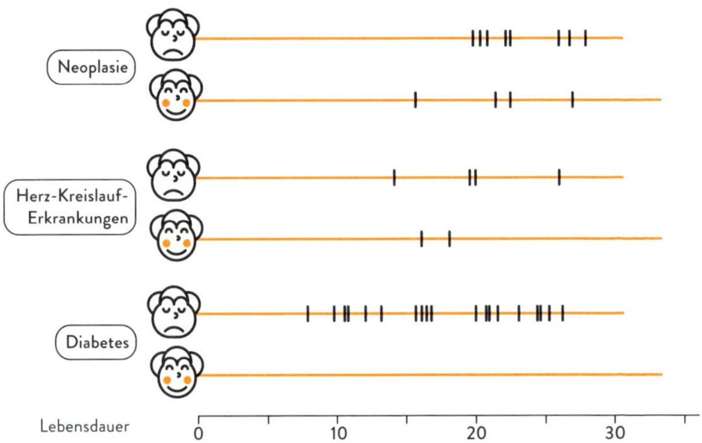

Quelle: nach Colman et al., Science (2009)

Was uns aber am meisten interessiert, sind die Unterschiede im Gehirn. Die gab es, und sie waren auffällig: Bei allen Tieren war das Gehirn im Lauf der Jahre geschrumpft, so wie es beim Menschen der Fall ist, bei den niedrigkalorisch genährten in wichtigen Bereichen jedoch bedeutend weniger. Das waren die dopaminergen Regionen, die Insel, aber auch Bereiche der kognitiven Kontrolle. Die Affen, die wohl oder übel weniger bekommen hatten, hatten letztendlich einen großen Vorteil gegenüber den anderen gehabt. Sie waren körperlich und geistig fitter geblieben. Also können wir davon ausgehen, dass die gute alte FDH-Diät (Friss die Hälfte) sehr wahrscheinlich eine der besten ist. Den Unterschied zwischen den beiden Affen können Sie selbst sehen. Was Sie aber nicht wissen, ist, dass beide gleich alt waren: Nur der linke Affe hatte normale Kost, der rechte kalorienreduzierte bekommen. „Krass!", würde Maren, meine Bürokollegin, dazu sagen.

Warum es so ist, erklärt eine kürzlich erschienene Studie[34], die man in wenigen Worten zusammenfassen kann: Kalorienreduktion mindert den oxidativen Stress der Körperzellen, steigert die Funktion der Mitochondrien, wirkt entzündungshemmend, unterstützt die Neurogenese und die Synapsenbildung. Weniger ist mehr!

Alzheimer hinter Klostermauern

Geben Sie in eine Suchmaschine „The Nun Study" ein. Sie werden viele Videos entdecken, welche die interessante Geschichte der Schulschwestern von Notre Dame erzählen. Es handelt sich um eine Kongregation, die Schulen in den USA betreibt und Anfang der zweitausender Jahre weltweit für Aufsehen sorgte. Die Klosterschwestern fielen epidemiologisch auf, weil sie übermäßig viele entzündungshemmende Medikamente einnahmen. Man stellte fest, dass diesem Orden viele sehr alte Frauen angehörten, die zu jenem Zeitpunkt zwischen 80 und 111 Jahre alt waren. Dies motivierte den Altersforscher David Snowdon 1986 mit einer groß angelegten Studie anzufangen, an der 678 Ordensschwestern teilnahmen.

Als man ihre geistige Fitness überprüfte, erwies sich, dass sie – verglichen zu Frauen außerhalb der Klostermauern – „wenig" von Demenz betroffen waren. Dies erklärte man zunächst mit ihrem gleichmäßigen und gesunden Lebensstil, also kein Alkohol, keine Drogen, behütete Lebensverhältnisse, ähnliche hormonelle Schwankungen im Lauf des Lebens, weil kinderlos. Man sah aber auch, dass sie sich als Lehrerinnen ein ganzes Leben mit Wissen beschäftigt hatten[35], denn ausgerechnet Schwestern ohne Bachelor-Abschluss schlossen beim Mini-Mental-Status-Test schlechter ab. Außerdem waren die Klosterschwestern in der Gemeinschaft immer aktiv, auch mit neunzig oder hundert. Sie waren nie in den Ruhestand gegangen, sondern hatten einfach weitergearbeitet. Solange sie konnten, halfen sie überall mit, im Schulshop, in der Pflege der kranken Mitbewohnerinnen usw. Daher dachten die Altersforscher zunächst, dass dieser Lebensstil Neurodegeneration fernhalten würde, also auch die berüchtigten Alzheimer-Plaques.

Viele der Klosterschwestern ließen eine Untersuchung ihrer Gehirne *post mortem* zu. Die Neuropathologen erwarteten, keine oder wenig Anzeichen von Alzheimer zu finden. Zu ihrer großen Überraschung war dem nicht so. Die Nonnen hatten auch Alzheimer-Plaques, diese konnten ihnen aber weniger anhaben als den Gleichaltrigen außerhalb des Klosters, die ihren Ruhestand genossen, übergewichtig waren, auf Zigaretten[36] und weitere Gifte nicht verzichteten, in ihrem Leben weniger geistige Tätigkeiten, sicher aber mehr Stress durch Beruf oder im Privatleben erlebt hatten.

Snowdon hat Schwester Mary einen eigenen Fachartikel gewidmet, in dem er über diese paradoxalen Forschungsergebnisse berichtet, die alle verblüfft haben. Schwester Mary starb mit 101 Jahren, hatte genug Plaques in ihrem Gehirn, war aber nicht dement[37]! Hätten wir alle ins Kloster gehen sollen?

Auf keinen Fall. Wenn Sie die Videos ansehen, werden Sie darin auch die Über-90-Jährigen entdecken, die auf dem Hometrainer sitzen und täglich Bewegung machen. Und das können wir doch auch gut außerhalb der Klostermauern machen, oder?

Zahlreiche Interviews, die Rita Levi Montalcini zu ihrem 100. Geburtstag für Fernsehsender auf der ganzen Welt gab, kann man ebenfalls im Internet ansehen. Ich habe auch jene mit Aufmerksamkeit angehört, die sie auf Italienisch, ihrer (und meiner) Muttersprache, gab, und diese kann ich natürlich am besten beurteilen. Auffällig sind die Wachheit ihres Geistes, die intakte Fähigkeit, Zusammenhänge zu erschließen, und das beeindruckende Wissen, das sie an den Tag legte. Über ihre großartigen wissenschaftlichen Leistungen hinaus war sie der lebende Beweis dafür, dass Menschen, die im Alter schlank sind, aktiv bleiben, keine – zumindest für Außenstehende – erkennbaren Anzeichen von geistigem Abbau aufweisen. Levi Montalcini hatte bis zu ihrem Tod jede Menge Ehrenämter und war unter anderem auch Senatorin auf Lebenszeit. Angeblich verpasste sie kaum eine Sitzung und verstarb 2012 in Rom, mit 103 Jahren. Was für eine beeindruckende Persönlichkeit!

Meine Nonna Irene war eine einfache Bäuerin, die ihre Tiere versorgte und ihre Felder bestellte. Sie wurde nicht so alt, lebte aber bis 85 ohne Krankheiten, und das – so glaube ich fest – dank ihrem bewegten Arbeitsleben. Ich mache es jetzt so und werde es im Alter auch so machen wie sie: *Grazie, nonna!*

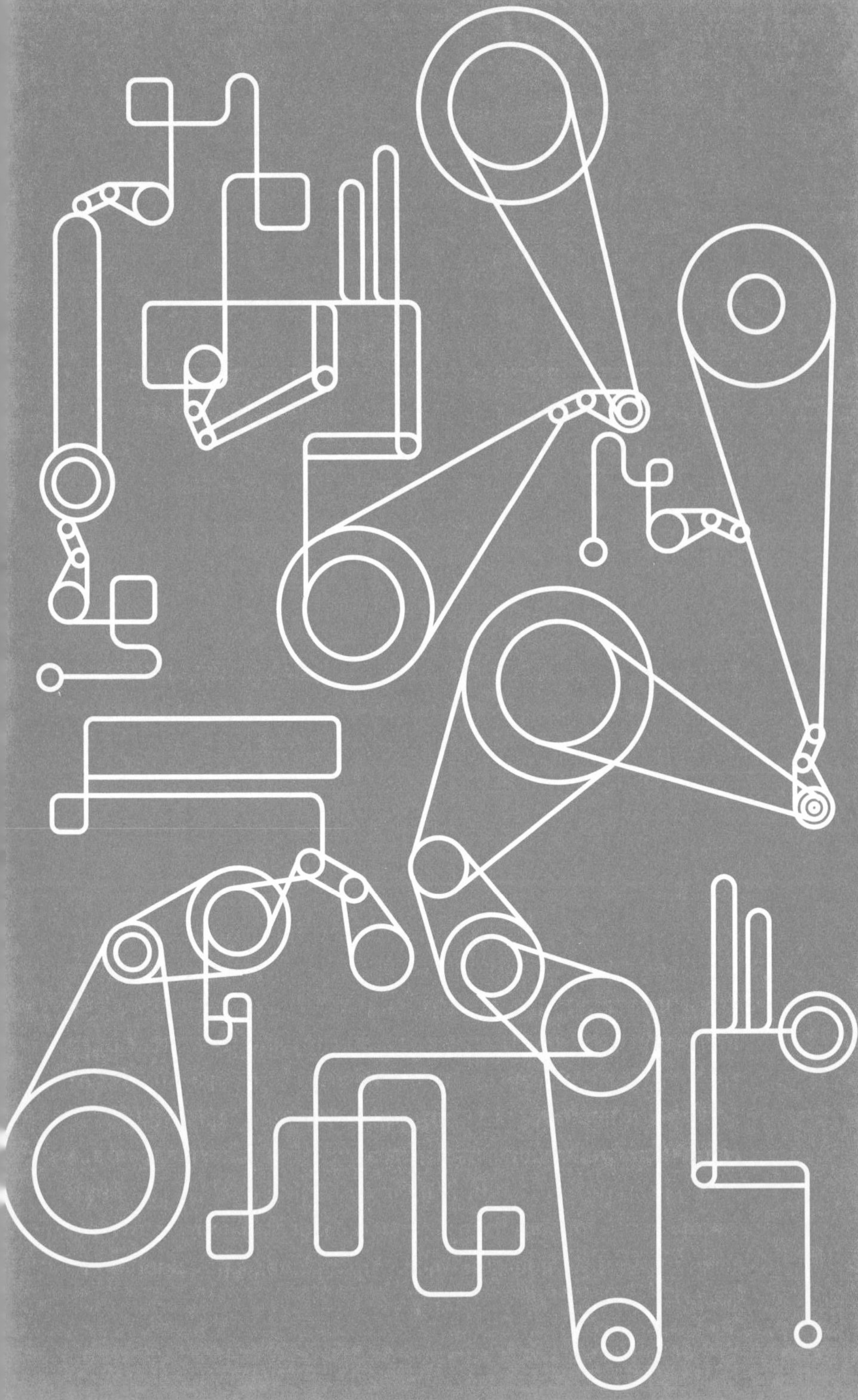

QUELLEN-VERZEICHNIS

KAPITEL 1

1. Broca, P. Remarques sur le siège de la faculté du langage articulé. *Bull Soc Anat* **6**, 330–357 (1861).
2. Wernicke, C. *Der aphasische Symptomencomplex.* (Springer-Verlag, 1874).
3. Brodmann, K. *Vergleichende Lokalisationslehre der Grosshirnrinde. In ihren Principien dargestellt auf Grund des Zellenbaues.* (Johann Ambrosius Barth Verlag, 1909).
4. Goucha, T. & Friederici, A. D. The language skeleton after dissecting meaning: A functional segregation within Broca's Area. *Neuroimage* **114**, 294–302 (2015).
5. Ardila, A. *et al.* Should Broca's area include Brodmann area 47? *Psicothema* **29**, 73–77 (2017).
6. Kraschl, D. Das Leib-Seele-Problem als Ausdruck menschlicher Geschöpflichkeit. *Neue Zeitschrift für Systematische Theologie und Religionsphilosophie* 399–417 (2011).
7. Waß, B. Das Leib-Seele-Problem und die Metaphysik des Materiellen. 73–100 (2013).
8. Descartes, R. *A discourse on method: meditations on the first philosophy principles of philosophy.* (London: Dent, 1912 (1992 [printing]), 1637).
9. Descartes, R. Selected Philosophical Writings. 20–56 (1988).
10. Skinner, B. F. *Verbal behavior.* (Appleton-Century-Crofts, 1957).
11. Bracken, H. Chomsky's Language and Mind. *Dialogue* 236–247 (1970).
12. Berwick, R. C. *et al.* Evolution, brain, and the nature of language. *Trends Cogn. Sci. (Regul. Ed.)* **17**, 89–98 (2013).
13. Franke, A. G. *et al.* The case of pharmacological neuroenhancement: medical, judicial and ethical aspects from a german perspective. *Pharmacopsychiatry* **48**, 256–264 (2015).
14. Meredith, C. W. *et al.* Implications of chronic methamphetamine use: a literature review. *Harvard review of Psychiatry* **13**, 141–154 (2005).
15. Times, C.-B. Brain enhancement is wrong, right. *The New York Times* (2008).
16. Kable, J. W. *et al.* No Effect of Commercial Cognitive Training on Brain Activity, Choice Behavior, or Cognitive Performance. *Journal of Neuroscience* **37**, 7390–7402 (2017).
17. Goghari, V. M. & Lawlor-Savage, L. Comparison of cognitive change after working memory training and logic and planning training in healthy older adults. *Frontiers in aging neuroscience* (2017).
18. Iuvenalis, D.I. Liber Satyrarum.

KAPITEL 2

1. Murray, E. A. & Wise, S. P. Why is there a special issue on perirhinal cortex in a journal called hippocampus? The perirhinal cortex in historical perspective. *Hippocampus* **22**, 1941–1951 (2012).
2. Andersen, P. The hippocampus book. (Oxford University Press, 2007).
3. Conway, A. R. *et al.* Working memory span tasks: A methodological review and user's guide. *Psychonomic Bulletin Review* **12**, 769–786 (2005).
4. Miller, G. A. The magical number seven, plus or minus two: some limits on our capacity for processing information. *Psychological Review* **63**, 81–97 (1956).
5. Cowan, N. The magical mystery four: How is working memory capacity limited, and why? *Current Directions in Psychological Science* **1**, 51–57 (2010).
6. Chadwick, M. J. *et al.* Decoding individual episodic memory traces in the human hippocampus. *Current Biology* **20**, 544–547 (2010).
7. O'Keefe, J. & Dostrovsky, J. The hippocampus as a spatial map: Preliminary evidence from unit activity in the freely-moving rat. *Brain research* **34**, 171–175 (1971).
8. Hartley, T. *et al.* Space in the brain: how the hippocampal formation supports spatial cognition. *Philos. Trans. R. Soc. Lond., B, Biol. Sci.* **369**, 201–205 (2014).
9. Zhang, S. & Manahan-Vaughan, D. Spatial olfactory learning contributes to place field formation in the hippocampus. *Cerebral Cortex* **25**, 243–432 (2013).
10. Adrian, E. D. The Mechanism of Nervous Action, Electrical Studies of the Neurone. *The Mechanism of Nervous Action* (Oxford University Press, 1932).
11. Hafting, T. *et al.* Microstructure of a spatial map in the entorhinal cortex. *Nature* **436**, 801–806 (2005).
12. Fyhn, M. *et al.* Hippocampal remapping and grid realignment in entorhinal cortex. *Nature* **446**, 190–194 (2007).
13. Moser, E. I. *et al.* Place cells, grid cells, and the brain's spatial representation system. *Annu. Rev. Neurosci.* **31**, 69–89 (2008).
14. Dudchenko, P. A. & Wood, E. R. Place fields and the cognitive map. *Hippocampus* **25**, 709–712 (2015).
15. Kesner, R. P. An analysis of dentate gyrus function (an update). *Behav. Brain Res.* **17**, 30297–30298 (2017).
16. Eriksson, P. S. Neurogenesis and its implications for regeneration in the adult brain. *J Rehabil Med* 17–19 (2003).
17. Bruel-Jungerman *et al.* Adult hippocampal neurogenesis, synaptic plasticity and memory: facts and hypotheses. *Rev Neurosci* **18**, 93–114 (2007).
18. Deng, W. *et al.* New neurons and new memories: how does adult hippocampal neurogenesis affect learning and memory? *Nat. Rev. Neurosci.* **11**, 339–350 (2010).
19. Draganski, B. *et al.* Evidence for segregated and

integrative connectivity patterns in the human Basal Ganglia. *J. Neurosci.* **28**, 7143-7152 (2008).

20. Taubert, M. *et al.* Learning-related gray and white matter changes in humans: an update. *Neuroscientist* **18**, 320-325 (2012).

21. Altman, J. & Das, G. D. Autoradiographic and histological evidence of postnatal hippocampal neurogenesis in rats. *J. Comp. Neurol.* **124**, 319-335 (1965).

22. Kaplan, M. S. & Hinds J. W. Neurogenesis in the adult rat: electron microscopic analysis of light radioautographs. *Science* **197**, 1092-1094 (1977).

23. Nottebohm, F. From bird song to neurogenesis. *Scientific American* **260**, 74-79 (1989).

24. Gould, E. *et al.* Hippocampal neurogenesis in adult Old World primates. *Proc. Natl. Acad. Sci.* **96**, 5263-5267 (1999).

25. Gould, E. *et al.* Neurogenesis in the neocortex of adult primates. *Science* **286**, 548-552 (1999).

26. Eriksson, P. S. *et al.* Neurogenesis in the adult human hippocampus. *Nature medicine* **4**, 1313-1317 (1998).

27. Pilz, G.-A. *et al.* Live imaging of neurogenesis in the adult mouse hippocampus. *Science* **359**, 658-662 (2018).

28. Erickson, K. I. *et al.* Exercise training increases size of hippocampus and improves memory. *Proc. Natl. Acad. Sci. U.S.A.* **108**, 3017-3022 (2011).

29. Raz, N. *et al.* Regional brain changes in aging healthy adults: general trends, individual differences and modifiers. *Cereb. Cortex* **15**, 1676-1689 (2005).

30. Bishop, N. A. *et al.* Neural mechanisms of ageing and cognitive decline. *Nature* **464**, 529-535 (2010).

31. Rabbitt, P. *et al.* Age-associated losses of brain volume predict longitudinal cognitive declines over 8 to 20 years. *Neuropsychology* **22**, 3-9 (2008).

32. Sherwood, C. C. *et al.* Aging of the cerebral cortex differs between humans and chimpanzees. *Proc. Natl. Acad. Sci. U.S.A.* **108**, 13029-13034 (2011).

33. Firth, J. *et al.* Effect of aerobic exercise on hippocampal volume in humans: A systematic review and meta-analysis. *Neuroimage* **166**, 230-238 (2018).

34. Praag, V. H. *et al.* Running increases cell proliferation and neurogenesis in the adult mouse dentate gyrus. *Nature Neuroscience* **2**, 266-270 (1999).

KAPITEL 3

1. Donnelly, J. E. *et al.* Physical Activity, Fitness, Cognitive Function, and Academic Achievement in Children: A Systematic Review. *Med Sci Sports Exerc* **48**, 1197-1222 (2016).

2. Ruiz-Ariza, A. *et al.* Influence of physical fitness on cognitive and academic performance in adolescents: A systematic review from 2005-2015. *Review of Sport and Exercise Psychology* **10**, 108-133 (2017).

3. Chomitz, V. R. *et al.* Is there a relationship between physical fitness and academic achievement? Positive results from public school children in the northeastern United States. *Journal of School Health* **79**, 30-37 (2009).

4. Chaddock, L. *et al.* Do athletes excel at everyday tasks? *Med Sci Sports Exerc* **43**, 1920-1926 (2011).

5. Chaddock, L. *et al.* A neuroimaging investigation of the association between aerobic fitness, hippocampal volume, and memory performance in preadolescent children. *Brain Res.* **1358**, 172-183 (2010).

6. Erickson, K. I. *et al.* Exercise training increases size of hippocampus and improves memory. *Proc. Natl. Acad. Sci. U.S.A.* **108**, 3017-3022 (2011).

7. Chaddock-Heyman, L. *et al.* Aerobic fitness is associated with greater hippocampal cerebral blood flow in children. *Dev Cogn Neurosci* **20**, 52-58 (2016).

8. Borogovac, A. & Asllani, L. Arterial spin labeling (ASL) fMRI: advantages, theoretical constrains and experimental challenges in neurosciences. *International Journal of Biomedical Imaging* (2012).

9. Tata, M. *et al.* Vascularisation of the central nervous system. *Mechanisms of development* **1**, 26-36 (2015).

10. Bullitt, E. *et al.* The effect of exercise on the cerebral vasculature of healthy aged subjects as visualized by MR angiography. *American Journal of Neuroradiology* **30**, 1857-1863 (2009).

11. Black, J. E. *et al.* Learning causes synaptogenesis, whereas motor activity causes angiogenesis, in cerebellar cortex of adult rats. *Proc. Natl. Acad. Sci. U.S.A.* **87**, 5568-5572 (1990).

12. Erickson, K. I. *et al.* Beyond vascularization: aerobic fitness is associated with N-acetylaspartate and working memory. *Brain Behav* **2**, 32-41 (2012).

13. Moffett, J. R. *et al.* Acetylaspartate in the CNS: from neurodiagnostics to neurobiology. Prog. *Neurobiol.* **81**, 89-131 (2007).

14. Pickrell, J. K. *et al.* The genetic prehistory of southern Africa. *Nature Commun.* **3**, 1143 (2012).

15. Bouchard, C. & Rankinen, T. Individual differences in response to regular physical activity. *Med Sci Sports Exerc.* **33**, 446-451 (2001).

16. Nokia, M. S. *et al.* Physical exercise increases adult hippocampal neurogenesis in male rats provided it is aerobic and sustained. *J. Physiol. (Lond.)* **594**, 1855-1873 (2016).

17. Gomes, F. *et al.* The beneficial effects of strength exercise on hippocampal cell proliferation and apoptotic signaling is impaired by anabolic androgenic steroids. P*sychoneuroendocrinology* **50**, 106-117 (2014).

18. Bedos, M. *et al.* Neurogenesis and sexual behavior. *Front Neuroendocrinol* (2018).

19. Leuner, B. *et al.* Sexual experience promotes adult

neurogenesis in the hippocampus despite an initial elevation in stress hormones. *PLoS One* (2010).

KAPITEL 4

1. Mackie, M. A. *et al.* Cognitive control and attentional functions. *Brain and cognition* **82**, 301-312 (2013).
2. Hofmann, W. *et al.* Executive functions and self-regulation. *Trends Cogn Sci* **16**, 174-180 (2012).
3. Baddeley, A. Working memory: theories, models, and controversies. *Annu Rev Psychol* **63**, 1-29 (2012).
4. Diamond, A. Executive functions. *Annu Rev Psychol* **64**, 135-168 (2013).
5. Brass, M. *et al.* The role of the inferior frontal junction area in cognitive control. *Trends in Cogn Sci.* **9**, 314-316 (2005).
6. Levy, B. J. & Wagner A. D. Cognitive control and right ventrolateral prefrontal cortex: reflexive reorienting, motor inhibition, and action updating. *Annals of the New York Academy of Science* **1224**, 40-62 (2011).
7. Radel, R. *et al.* Saving mental effort to maintain physical effort: a shift of activity within the prefrontal cortex in anticipation of prolonged exercise. *Cogn Affect Behav Neurosci* **17**, 305-314 (2017).
8. Raichle, M. E. The brain's default mode network. *Annu. Rev. Neurosci.* **38**, 433-447 (2015).
9. Slama, H. *et al.* Sleep deprivation triggers cognitive control impairments in task-goal switching. *Sleep* (2017).
10. Killgore W. D. Effects of sleep deprivation on cognition. *Progress in Brain Research* **185**, 105-129 (2010).
11. Diamond, A. Executive Functions. 135-168 (2013).
12. Couyoumdjian, A. *et al.*The effects of sleep and sleep deprivation on task-switching performance. *Journal of Sleep Research* **19**, 64-70 (2010).
13. Glass, B. *et al.* The effects of 24-hour sleep deprivation on the exploration-exploitation trade-off. *Biological Rhythm Research* **42**, 99-110 (2011).
14. Ballesio, A. *et al.* The effects of one night of partial sleep deprivation on executive functions in individuals reporting chronic insomnia and good sleepers. *Journal of Behavior Therapy and Experimental Psychiatry* **60**, 42-45 (2018)
15. Stroop, J. R. Studies of interference in serial verbal reactions. *Journal of Experimental Psychology* **18**, 643-662 (1935).
16. Chennaoui, M. *et al.* Sleep and exercise: a reciprocal issue? *Sleep Medicine Reviews* **20**, 59-72 (2015).
17. Alkadhi, K. A. Exercise as a Positive Modulator of Brain Function. *Mol. Neurobiol.* **55**, 3112-3130 (2017).
18. Rajizadeh, M. A. *et al.* Voluntary exercise impact on cognitive impairments in sleep-deprived intact female rats. *Physiol. Behav.* **188**, 58-66 (2018).
19. Buttelmann, F. & Karbach, J. Development and Plasticity of Cognitive Flexibility in Early and Middle Childhood. *Front Psychol* **8**, 1040 (2017).
20. Stroth, S. *et al.* Physical fitness, but not acute exercise modulates event-related potential indices for executive control in healthy adolescents. *Brain research* **1269**, 114-124 (2009).
21. Lulic, T. *et al.* Physical activity levels determine exercise-induced changes in brain excitability. *PLoS ONE* **12**, (2017).
22. Kramer, A. F. *et al.* Task coordination and aging: Explorations of executive control processes in the task switching paradigm. *Acta psychologica* **101**, 339-378 (1999).
23. Sharp, D. J. *et al.* The neural correlates of declining performance with age: evidence for age-related changes in cognitive control. *Cereb Cortex* **16**, 1739-1749 (2006).
24. Kunimi, M. *et al.* Investigation of age-related changes in brain activity during the divalent task-switching paradigm using functional MRI. *Neuroscience Research* **103**, 18-26 (2016).
25. Kramer, A. F. *et al.* Ageing, fitness and neurocognitive function. *Nature* **400**, 418-419 (1999).
26. Levin, O. *et al.* The beneficial effects of different types of exercise interventions on motor and cognitive functions in older age: a systematic review. *European Review of Aging and Physical Activity* (2017).
27. Lista, I. & Sorrentino, G. Biological mechanisms of physical activity in preventing cognitive decline. *Cellular and Molecular Neurobiology* **30**, 493-503 (2010).
28. Bherer, L. *et al.* A Review of the Effects of Physical Activity and Exercise on Cognitive and Brain Functions in Older Adults. *J Aging Res* **2013**, 1-8 (2013).
29. Weinstein, A. M. *et al.* The association between aerobic fitness and executive function is mediated by prefrontal cortex volume. *Brain Behav Immun* **26**, 811-819 (2012).
30. Bettcher, B. M. *et al.* Neuroanatomical substrates of executive functions: Beyond prefrontal structures. *Neuropsychologia* **85**, 100-109 (2016).
31. Olsen, R. K. *et al.* The effect of lifelong bilingualism on regional grey and white matter volume. *Brain Res.* **1612**, 128-139 (2015).
32. Schmidt-Kassow, M. *et al.* Physical exercise during encoding improves vocabulary learning in young female adults: a neuroendocrinological study. *PLoS ONE* **8**, e64172 (2013).
33. Schmidt-Kassow, M. *et al.* Treadmill walking during vocabulary encoding improves verbal long-term memory. *Behav Brain Funct* **10**, 24 (2014).

KAPITEL 5

1. Kringelbach, M. L. The human orbitofrontal

cortex: linking reward to hedonic experience. *Nat Rev Neurosci* **6**, 691–702 (2005).

2. Rolls E. T. The functions of the orbitofrontal cortex. *Brain and Cognition* **55**, 11–29 (2004).
3. Sela, L. & Sobel, N. Human olfaction: a constant state of change-blindness. *Experimental Brain research* **205**, 13–29 (2010).
4. Rolls E. T. The functions of the orbitofrontal cortex. *Neurocase* **5**, 301–312 (1999).
5. Rolls, E. T. Limbic systems for emotion and for memory, but no single limbic system. *Cortex* **62**, 119–157 (2015).
6. Li, X. *et al.* Human receptors for sweet and umami taste. *Proc. Natl. Acad. Sci. U.S.A.* **99**, 4692–4696 (2002).
7. Yiannakas, A. & Rosenblum, K. The Insula and Taste Learning. *Frontiers in Molecular Neuroscience* (2017).
8. Rolls E. T. Functions of the anterior insula in taste, autonomic, and related functions. *Brain and Cognition* **110**, 4–19 (2016).
9. Wicker, B. *et al.* Both of us disgusted in My insula: the common neural basis of seeing and feeling disgust. *Neuron* **40**, 655–664 (2003).
10. Kringelbach, M. L. & Rolls E. T. The functional neuroanatomy of the human orbitofrontal cortex: evidence from neuroimaging and neuropsychology. *Progress in neurobiology* **72**, 341–372 (2004).
11. Rolls E. T. Taste, olfactory, and food texture processing in the brain, and the control of food intake. *Physiology & behavior* **85**, 45–56 (2005).
12. Koritzky, G. *et al.* Obesity, B.-A. Decision-making, sensitivity to reward and attrition in weight management. *Obesity* **22**, 1904–1909 (2014).
13. Van de Giessen, E. *et al.* Dopamine D2/3 receptor availability and amphetamine-induced dopamine release in obesity. *Journal of Psychopharmacology* **28**, 866–873 (2014)
14. Kenny, P. J. Reward mechanisms in obesity: new insights and future directions. *Neuron* **69**, 664–79 (2011).
15. Gluskin, B. S. & Mickey, B. J. Genetic variation and dopamine D2 receptor availability: a systematic review and meta-analysis of human in vivo molecular imaging studies. *Translational Psychiatry* (2017).
16. Kochetova, O. V. & Viktorova, T. V. Genetics and epigenetics of obesity. *Biology Bulletin Reviews* **5**, 538–547 (2015).
17. Richardson, A. S. *et al.* Moderate to vigorous physical activity interactions with genetic variants and body mass index in a large US ethnically diverse cohort. *Pediatric Obes* **9**, 35–46 (2014).
18. Shiroma, E. J. *et al.* Physical activity and weight gain prevention in older men. *International Journal of Obesity* **36**, 1165–1169 (2012).
19. Lee, I. M. *et al.* Physical activity and weight gain prevention. *Jama* **303**, 1173–1179 (2010).
20. Sun, X., *et al.* From genetics and epigenetics to the future of precision treatment for obesity. *Gastroenterology report* **5**, 266–270 (2017).
21. Marqués-Iturria, I. *et al.* Affected connectivity organization of the reward system structure in obesity. *Neuroimage* **111**, 100–106, (2015).
22. Bohon, C. Greater emotional eating scores associated with reduced frontolimbic activation to palatable taste in adolescents. *Obesity* **22**, 1814–1820 (2014).
23. Chaouloff, F. Physical exercise and brain monoamines: a review. *Acta Physiologica* **137**, 1–13 (1989).
24. Fisher, B. E. *et al.* Exercise-induced behavioral recovery and neuroplasticity in the 1-methyl-4-phenyl-1,2,3,6-tetrahydropyridine-lesioned mouse basal ganglia. *Journal of Neurosci Res* **77**, 378–390 (2004).
25. Petzinger, G. M. *et al.* Effects of treadmill exercise on dopaminergic transmission in the 1-methyl-4-phenyl-1, 2, 3, 6-tetrahydropyridine-lesioned mouse model of basal ganglia injury. *Journal of Neurosci* **27**, 5291–5300 (2007).
26. Costa, R. O. *et al.* The treadmill exercise protects against dopaminergic neuron loss and brain oxidative stress in parkinsonian rats. *Oxidative Medicine and Cellular Longevity* (2017).
27. Jakowec, M. W. *et al.* Engaging cognitive circuits to promote motor recovery in degenerative disorders. exercise as a learning modality. *Journal of Human Kinetics* **52**, 35–51 (2016).
28. Paillard, T. *et al.* Protective effects of physical exercise in Alzheimer's disease and Parkinson's disease: a narrative review. *Journal of Clinical Neurology* **11**, 212–219 (2015).
29. Holiga, Š. *et al.* Overweight and obesity are associated with neuronal injury in the human cerebellum and hippocampus in young adults: a combined MRI, serum marker and gene expression study. *Translational Psychiatry* (2012).
30. Guillemot-Legris, O. *et al.* High-fat diet feeding differentially affects the development of inflammation in the central nervous system. *Journal of Neuroinflammation* **13**, 206 (2016).
31. Guillemot-Legris, O. & Muccioli, G. G. Obesity-induced neuroinflammation: beyond the hypothalamus. *Trends in Neurosciences* **40**, 237–253 (2017).
32. Mueller, K. *et al.* Sex-dependent influences of obesity on cerebral white matter investigated by diffusion-tensor imaging. *PloS one* (2011).
33. Kullmann, S. *et al.* Compromised white matter integrity in obesity. *Obesity* **16**, 273–281 (2015).
34. Miller, A. A. & Spencer, S. J. Obesity and neuroinflammation: a pathway to cognitive impairment.

Brain Behav Immun. **42**, 10–21 (2014).

35. Burkhalter, T. M. & Hillman C. H. A narrative review of physical activity, nutrition, and obesity to cognition and scholastic performance across the human lifespan. *Advances in Nutrition* **2**, 201-206 (2011).

36. Eveland-Sayers, B. M. *et al.* Physical fitness and academic achievement in elementary school children. *Journal of Physical Activity and Health* **6**, 99-104 (2009).

37. Amalric, M. & Dehaene, S. Origins of the brain networks for advanced mathematics in expert mathematicians. *Proceedings of the National Academy of Sciences* **113**, 4909-4917 (2016).

KAPITEL 6

1. Jeon, Y. K. & Ha, C. H. The effect of exercise intensity on brain derived neurotrophic factor and memory in adolescents. *Environmental Health Prev Med* **22-27** (2017).

2. Trudeau, F. & Shephard R. J. Physical education, school physical activity, school sports and academic performance. *International Journal of Behavioral Nutrition and Physical Activity* **5** (2008).

3. Sibley B. A. & Etnier, J. L. The Relationship Between Physical Activity and Cognition in Children: A Meta-Analysis. *Pediatric Exercise Science* **243-256** (2003).

4. Ardoy, D. N. *et al.* Physical Education trial improves adolescents' cognitive performance and academic achievement: the EDUFIT study. *Scandinavian Journal of Medicine & Science in Sports* (2014).

5. Porter, K. R. *et al.* A study of tissue culture cells by electron microscopy: methods and preliminary observations. *Journal of Experimental Medicine* **81**, 233-246 (1945).

6. Cattaneo, E. & McKay, R. Proliferation and differentiation of neuronal stem cells regulated by nerve growth factor. *Nature* **347**, 762-765 (1990).

7. Zagrebelsky, M. & Korte, M. Form follows function: BDNF and its involvement in sculpting the function and structure of synapses. *Neuropharmacology* **76**, 628-638 (2014).

8. Horch, H. W. & Katz, L. C. BDNF release from single cells elicits local dendritic growth in nearby neurons. *Nat. Neurosci.* **5**, 1177-1184 (2002).

9. Numakawa, T. *et al.* BDNF function and intracellular signaling in neurons. *Histology and Histopathology* **25**, 237-258 (2010).

10. Ellis, R. E. *et al.* Mechanisms and functions of cell death. *Annual review of cell biology* **7**, 663-98 (1991).

11. Aloe, L. & Chaldakov, G. N. The Multiple Life of Nerve Growth Factor: Tribute to Rita Levi-Montalcini (1909-2012). *Balkan medical journal* **30**, 4-7 (2013).

12. Levi-Montalcini, R. & Hamburger, V. Selective growth stimulating effects of mouse sarcoma on the sensory and sympathetic nervous system of the chick embryo. *Journal of Experimental Zoology* **116**, 321-361 (1951).

13. Archer, T. & Kostrzewa, R. M. Physical exercise alleviates ADHD symptoms: regional deficits and development trajectory. *Neurotoxicity Research* **21**, 195-209 (2012).

14. Jackson, W. M. *et al.* Physical activity and cognitive development: a meta-analysis. *Journal of Neurosurg Anesthesiol* **28**, 373-380 (2016).

15. Qx, Ng *et al.* Managing childhood and adolescent attention-deficit/hyperactivity disorder (ADHD) with exercise: A systematic review. *Complement Therapies in Medicine* **34**, 123-128 (2017).

16. Bailey, R. K. *et al.* Attention-deficit/hyperactivity disorder in African American youth. *Current Psychiatry Rep* **12**, 396-402 (2010).

17. Amiri, S. *et al.* Attention deficit/hyperactivity disorder in primary school children of Tabriz, North-West Iran. *Paediatric and Perinat Epidemiol* **24**, 597-601 (2010).

18. Medina *et al.* Exercise impact on sustained attention of ADHD children, methylphenidate effects. *ADHD Atten Defic Hyperact Disord* **2**, 49-58 (2010).

19. Pontifex, M. B. *et al.* Exercise improves behavioral, neurocognitive, and scholastic performance in children with attention-deficit/hyperactivity disorder. *The Journal of Pediatr* **162**, 543-551 (2013).

20. Smith, A. L. *et al.* Pilot physical activity intervention reduces severity of ADHD symptoms in young children. *Journal of Attention Dis* **17**, 70-82 (2013).

21. Storebø, O. J. *et al.* Methylphenidate for children and adolescents with attention deficit hyperactivity disorder (ADHD). *Cochrane Database Syst Rev* (2015).

22. Grund, T. *et al.* Influence of methylphenidate on brain development – an update of recent animal experiments. *Behavioral and Brain Functions* **2**, 2 (2006).

23. Bolanos, C. A. *et al.* Methylphenidate treatment during pre-and periadolescence alters behavioral responses to emotional stimuli at adulthood. *Biological Psychiatry* **54**, 1317-1329 (2003).

24. Brookshire, B. R. & Jones, S. R. Chronic methylphenidate administration in mice produces depressive-like behaviors and altered responses to fluoxetine. *Synapse* **66**, 844-847 (2012).

25. Bock, N. *et al.* Postnatal brain development and psychotropic drugs. Effects on animals and animal models of depression and attention-deficit/hyperactivity disorder. *Current Pharm Des* **16**, 2474-2483 (2010).

26. Andersen, S. L. & Navalta, C. P. Altering the course of neurodevelopment: a framework for understanding the enduring effects of psychotropic drugs. *International Journal of Developmental*

Neurosci 22, 423–440 (2004).
27. Neto, F. L. *et al.* Neurotrophins role in depression neurobiology: a review of basic and clinical evidence. *Curr Neuropharmacol* 9, 530–552 (2011).
28. Connor, B. *et al.* Brain-derived neurotrophic factor is reduced in Alzheimer's disease. *Mol Brain Res* **49**, 71–81 (1997).
29. Phillips, K., Keane, K. & Wolfe B. E. Peripheral brain derived neurotrophic factor (BDNF) in bulimia nervosa: A systematic review. *Archives of Psychiatric Nursing* **28**, 108–113 (2014).
30. Ribasés, M. *et al.* Association of BDNF with anorexia, bulimia and age of onset of weight loss in six European populations. *Human Molecular Genetics* **13**, 1205–1212 (2004).
31. Leistedt, S. J. & Linkowski, P. Brain, networks, depression, and more. *European Neuropsychopharmacology* **23**, 55–62 (2013).
32. Brakowski, J. *et al.* Resting state brain network function in major depression – Depression symptomatology, antidepressant treatment effects, future research. *Journal of Psychiatr Res* **92**, 147–159 (2017).
33. Heim, C. *et al.* The link between childhood trauma and depression: insights from HPA axis studies in humans. *Psychoneuroendocrinology* **33**, 693–710 (2008).
34. Shalev, A. Y. *et al.* Prospective study of posttraumatic stress disorder and depression following trauma. *Am J Psychiatry* **155**, 630–637 (1998).
35. McGee, R. E. & Thompson, N. J. Unemployment and depression among emerging adults in 12 states, Behavioral Risk Factor Surveillance System, 2010. *Prev Chronic Dis* **12**, (2015).
36. Phillips, A. C. *et al.* Negative life events and symptoms of depression and anxiety: stress causation and/or stress generation. *Anxiety Stress Coping* **28**, 357–371 (2015).
37. Madsen, I. E. *et al.* Job strain as a risk factor for clinical depression: systematic review and meta-analysis with additional individual participant data. *Psychol Med* **47**, 1342–1356 (2017).
38. Choi, H. & Marks, N. Marital conflict, depressive symptoms, and functional impairment. *Journal of Marriage and Family* **70**, 377–390 (2008).
39. Ranabir, S. & Reetu, K. Stress and hormones. *Indian journal of endocrinology and Metabolism* **15**, 18–22 (2011).
40. Liyanarachchi, K. *et al.* Human studies on Hypothalamo-Pituitary-Adrenal (HPA) Axis. *Clinical Endocrinology and Metabolism* **31**, 459–473 (2017).
41. Foley, P. & Kirschbaum, C. Human hypothalamus-pituitary-adrenal axis responses to acute psychosocial stress in laboratory settings. *Neuroscience & Biobehavioral Reviews* **35**, 91–96 (2010).
42. Elzinga, B. M. & Roelofs, K. Cortisol-induced impairments of working memory require acute sympathetic activation. *Behavioral Neuroscience* **119**, 98–103 (2005).
43. Smith, T. E. & French, J. A. Psychosocial stress and urinary cortisol excretion in marmoset monkeys. *Physiology & Behavior* **62**, 225–232 (1997).
44. Rashid, K. *et al.* An update on oxidative stress-mediated organ pathophysiology. *Food and Chemical Toxicology* **62**, 584–600 (2013).
45. Arck, P. C. *et al.* Neuroimmunology of stress: skin takes center stage. *Journal of Investigative Dermatol* **126**, 1697–1704 (2006).
46. Chiodini, I. *et al.* Mechanisms of Endocrinology: Endogenous subclinical hypercortisolism and bone: a clinical review. *European Journal of Endocrinol* **175**, 265–268 (2016).
47. Walburn, J. *et al.* Psychological stress and wound healing in humans: a systematic review and meta-analysis. *Journal of Psychosom Res* **67**, 253–271 (2009).
48. Broadbent, E. & Koschwanez H. E. The psychology of wound healing. *Current Opin in Psychiatry* **25**, 135–140 (2012).
49. McEwen, B. S. Plasticity of the hippocampus: adaptation to chronic stress and allostatic load. *Annals of the New York Academy of Sciences* **933**, 265–267 (2001).
50. Sapolsky, R. M. Stress, the aging brain, and the mechanisms of neuron death. (Cambridge MA, 1992).
51. Blanchard, R. J. *et al.* Chronic social stress: changes in behavioral and physiological indices of emotion. *Aggressive Behavior* **24**, 307–321 (1998).
52. Albeck, D. S. *et al.* Chronic social stress alters levels of corticotropin-releasing factor and arginine vasopressin mRNA in rat brain. *Journal of Neurosci* **17**, 4895–4903 (1997).
53. Yaribeygi, H. *et al.* The impact of stress on body function: A review. *EXCLI* **16**, 1057–1072 (2017).
54. Kim, E. J. *et al.* Stress effects on the hippocampus: a critical review. *Learning & Memory* **22**, 411–416 (2015).
55. Weinhold, B. Epigenetics: the science of change. *Environmental Health Perspectives* **114**, 160–167 (2006).
56. Sun, X. *et al.* From genetics and epigenetics to the future of precision treatment for obesity. *Gastroenterology Report* **5**, 266–270 (2017).
57. Mikeska, T. & Craig, J. M. DNA methylation biomarkers: cancer and beyond. *Genes* **5**, 821–864 (2014).
58. Reul, J. M. Making memories of stressful events: A journey along epigenetic, gene transcription, and signaling pathways. *Frontiers in Psychiatry* (2014).
59. Hunter, R. G. Epigenetic effects of stress and corticosteroids in the brain. *Frontiers in Cellular Neuroscience* **6**, 18 (2012).
60. Reynolds, N. *et al.* Transcriptional repressors:

multifaceted regulators of gene expression. *Development* **140**, 505–512 (2013).

61. Salmon, P. Effects of physical exercise on anxiety, depression, and sensitivity to stress: a unifying theory. *Clinical Psychology Review* **21**, 33–61 (2001).
62. Taylor, C. B. *et al.* The relation of physical activity and exercise to mental health. *Public Health Reports* **100**, 195–202 (1985).
63. Faulkner, G. & Biddle, S. Exercise and mental health: it's just not psychology! *Journal of Sports Sciences* **19**, 433–444 (2001).
64. Glenister, D. Exercise and mental health: a review. *Journal of the Royal Society of Health* (1996).
65. Raglin, J. S. Exercise and mental health. *Sports Medicine* **9**, 232–329 (1990).
66. Morgan, W. P. & Goldston, S. E. *Exercise and mental health* (New York, 2013).
67. De Coverley Vale, D. M. Exercise and mental health. *Acta Psychiatrica Scandinavica* **76**, 113–120 (1987).
68. Sharma, A. *et al.* Exercise for mental health. *Prim Care Companion J Clin Psychiatry* **8**, 106 (2006).
69. Landers, D. M. The influence of exercise on mental health. (1997).
70. Deslandes, A. *et al.* Exercise and mental health: many reasons to move. *Neuropsychobiology* **59**, 191–198 (2009).
71. Agudelo, L. Z. *et al.* Skeletal muscle PGC-1α1 modulates kynurenine metabolism and mediates resilience to stress-induced depression. *Cell* **159**, 33–45 (2014).
72. Nabkasorn, C. *et al.* Effects of physical exercise on depression, neuroendocrine stress hormones and physiological fitness in adolescent females with depressive symptoms. *European journal of Public Health* **16**, 179–184 (2006).
73. Heijnen, S. *et al.* Neuromodulation of aerobic exercise – a review. *Frontiers in psychology* (2016).
74. Brooks, K. & Carter, J. Overtraining, exercise, and adrenal insufficiency. *J Nov Physiother* **16** (2013).
75. Cadegiani, F. A. & Kater, C. E. Hypothalamic-Pituitary-Adrenal (HPA) Axis Functioning in Overtraining Syndrome: Findings from Endocrine and Metabolic Responses on Overtraining. *Sports Medicine Open* **3** (2017).
76. Fuss, J. *et al.* A runner's high depends on cannabinoid receptors in mice. *Proc. Natl. Acad. Sci. U.S.A.* **112**, 13105–13108 (2015).
77. Young, S. N. & Leyton, M. The role of serotonin in human mood and social interaction. Insight from altered tryptophan levels. Pharmacol. *Biochem. Behav.* **71**, 857–65 (2002).
78. Martinowich, K. & Lu, B. Interaction between BDNF and serotonin: role in mood disorders. *Neuropsychopharmacology* **33**, 73–83 (2008).
79. Mössner, R. *et al.* Serotonin transporter function is modulated by brain-derived neurotrophic factor (BDNF) but not nerve growth factor (NGF). *Neurochemistry Int* **36**, 197–202 (2000).
80. Hyman, C. *et al.* BDNF is a neurotrophic factor for dopaminergic neurons of the substantia nigra. *Nature* **350**, 230–232 (1991).
81. Guillin, O. *et al.* BDNF controls dopamine D3 receptor expression and triggers behavioural sensitization. *Nature* **411**, 86–89 (2001).
82. Aloe, L. & Chaldakov, G. N., Homage to Rita Levi-Montalcini, the Queen of modern neuroscience. *Cell Biol Int.* **37**, 761–765 (2013).

KAPITEL 7

1. Peter, R. Ageing and the brain. *Postgraduate Medical Journal* **82**, 84–88 (2006).
2. Takao, H. *et al.* A longitudinal study of brain volume changes in normal aging. *European journal of Radiology* **81**, 2801–2804 (2012).
3. Scahill, R. I. *et al.* A longitudinal study of brain volume changes in normal aging using serial registered magnetic resonance imaging. *Archives of Neurol* **60**, 989–994 (2003).
4. Lu, H. *et al.* Disturbance of attention network functions in Chinese healthy older adults: an intra-individual perspective. *Int Psychogeriatr.* **28**, 291–301 (2016).
5. Fjell, A. M. *et al.* Cortical gray matter atrophy in healthy aging cannot be explained by undetected incipient cognitive disorders: A comment on Burgmans *et al.*(2009). **24**, 258–263 (2010).
6. Wager, T. D. & Smith, E. E. Neuroimaging studies of working memory: a meta-analysis. *Cogn Affect Behav Neurosci.* **3**, 255–274 (2003).
7. D'Esposito, M. & Postle, B. R. The cognitive neuroscience of working memory. *Annual Review of Psychology* **66**, 115–142 (2015).
8. Kensinger, E. A. *et al.* Effects of emotion on memory specificity in young and older adults. *J Gerontol B Psychol Sci Soc Sci* **62**, 208–215 (2007).
9. Davidson, P. *et al.* Flashbulb memories for September 11th can be preserved in older adults. *Neuropsychol Dev Cogn B Aging Neuropsychol Cogn* **13**, 196–206 (2006).
10. Glisky, E. Changes in cognitive function in human aging. *Brain aging: Models* (Winston-Salem, NC., 2007).
11. Erickson, K. I. *et al.* Physical activity predicts gray matter volume in late adulthood The Cardiovascular Health Study. *Neurology* **75**, 1415–1422 (2010).
12. Erickson, K. I. *et al.* Exercise training increases size of hippocampus and improves memory. *Proc. Natl. Acad. Sci. U.S.A.* **108**, 3017–22 (2011).
13. Renner, F. *et al.* Dutch courage? Effects of acute alcohol consumption on self-ratings and observer ratings of foreign language skills. *J Psychopharmacol* **32**,116–122 (2018).
14. Plog, B. A. & Nedergaard, M. The Glymphatic

System in Central Nervous System Health and Disease: Past, Present, and Future. *Annual Review of Pathology: Mechanisms of Disease* **13**, 379–394 (2017).
15. Nedergaard, M. Brain drain. *Scientific American* (2016).
16. Jessen, N. A. *et al.* The glymphatic system: a beginner's guide. *Neurochem Res* **40**, 2583–2589 (2015).
17. He, X. F. *et al.* Voluntary exercise promotes glymphatic clearance of amyloid beta and reduces the activation of astrocytes and microglia in aged mice. *Frontiers in molecular Neuroscience* (2017).
18. Von Holstein-Rathlou, S. *et al.* Voluntary running enhances glymphatic influx in awake behaving, young mice. *Neuroscience Letters* **662**, 253–258 (2018).
19. Pedrinolla, A. *et al.* Resilience to Alzheimer's disease: the role of physical activity. *Current Alzheimer Res.* (2017).
20. McEwen, B. S. & Morrison, J. H. The brain on stress: vulnerability and plasticity of the prefrontal cortex over the life course. *Neuron* **79**, 16–29 (2013).
21. Marais, L. *et al.* Exercise increases BDNF levels in the striatum and decreases depressive-like behavior in chronically stressed rats. *Metabolic Brain Disease* **24**, 587–597 (2009).
22. Ross, J. A. *et al.* Stress induced neural reorganization: A conceptual framework linking depression and Alzheimer's disease. *Prog Neuropsychopharmacol Biol Psychiatry* **85**, 136–151 (2017).
23. Blasko, I. *et al.* Ibuprofen decreases cytokine-induced amyloid beta production in neuronal cells. *Neurobiology of Disease* **8**, 1094–1001 (2001).
24. Fink, H. A. *et al.* Pharmacologic Interventions to Prevent Cognitive Decline, Mild Cognitive Impairment, and Clinical Alzheimer-Type Dementia: A Systematic Review. *Annals of Internal Med* **168**, 39–51 (2018).
25. Wang, J. *et al.* Anti-inflammatory drugs and risk of Alzheimer's disease: an updated systematic review and meta-analysis. *J Alzheimers Dis.* **44**, 385–396 (2015).
26. Bischof, G. N. & Park, D. C. Obesity and aging: Consequences for cognition, brain structure and brain function. *Psychosomatic Medicine* **77**, 697–709 (2015).
27. Raji, C. A. *et al.* Brain structure and obesity. *Hum Brain Mapp* **31**, 353–64 (2010).
28. Medic, N. *et al.* Increased body mass index is associated with specific regional alterations in brain structure. *Int J Obes (Lond)* **40**, 1177–82 (2016).
29. Van Bloemendaal, L. *et al.* Alterations in white matter volume and integrity in obesity and type 2 diabetes. *Metab Brain Dis* **31**, 621–9 (2016).
30. Pasha, E. P. *et al.* Visceral adiposity predicts subclinical white matter hyperintensities in middle-aged adults. *Obes Res Clin Pract* **11**, 177–187 (2017).
31. Colcombe, S. J. *et al.* Aerobic exercise training increases brain volume in aging humans. *J Gerontol A Biol Sci Med Sci* **61**, 1166–1170 (2006).
32. Voss, M. W. *et al.* The influence of aerobic fitness on cerebral white matter integrity and cognitive function in older adults: results of a one-year exercise intervention. *Hum Brain Mapp* **34**, 2972–85 (2013).
33. Colman, R. J. *et al.* Caloric restriction delays disease onset and mortality in rhesus monkeys. *Science* **325**, 201–204 (2009).
34. Hadem, I. *et al.* Beneficial effects of dietary restriction in aging brain. *J Chem Neuroanat* (2017).
35. Butler, S. M. *et al.* Age, education, and changes in the Mini-Mental State Exam scores of older women: Findings from the Nun Study. *J Am Geriatr Soc* **44**, 475–481 (1996).
36. Butler, S. M. & Snowdon, D. A. Trends in mortality in older women: findings from the Nun Study. *The Journals of Gerontology Series B* **51B**, 201–208 (1996).
37. Snowdon, D. A. Aging and Alzheimer's disease: lessons from the Nun Study. *The Gerontologist* **2**, 150–156 (1997).

DANKSAGUNG

Diese Menschen haben meinen Weg gekreuzt und Positives in meinem Leben bewirkt: Ihnen gebührt ein herzliches Dankeschön.

Maren hat mich zu einem neuen Leben inspiriert, auch zu diesem Buch. **Michael**, meinem damaligen Partner in Leipzig und Triathlet, dafür, dass er mich im Winter motivierte, hinaus in die Kälte und in den Sturm laufen zu gehen und im Sommer in die Hitze und den strömenden Regen. **Berti, Maria** und **Helmut** sind meine Vorbilder in puncto Bewegung, gesunde Ernährung und geistige Fitness für die nächsten vierzig Jahre. **Inge** und **Andi**, die konsequent ihren Weg zur Bewegung verfolgen, obwohl sie es nicht leicht haben, für die schönen Abende zusammen, an denen wir lachen und über den Sport und die Freude, die wir daran empfinden, fachsimpeln. **Kathi**, die versteht, warum ich mich für die Bewegung entscheide, statt ins Theater zu gehen, und mir immer wieder bestätigt, dass das Wissen in diesem Buch ihren Beobachtungen als Ärztin entspricht. **Peter**, weil er im Schatten seiner Bescheidenheit mit Intelligenz und Sanftheit meine Gedanken begleitet, ein stiller Zuschauer, in Bewunderung und Wohlwollen, das Manuskript lesend, in der Ferne. **Angela Friederici**, Gründungsdirektorin des Max-Planck-Institutes für Neurowissenschaften Leipzig, meiner früheren Vorgesetzten und meinem wissenschaftlichen Vorbild: Das Wissen, das in dieses Buch geflossen ist, habe ich großenteils in der Leipziger Zeit erworben, in der Interaktion mit ihr und im Austausch mit Weltnamen, denen dort zu begegnen ich das Glück hatte.

Last, but not least: ein Dankeschön an **Ulli Steinwender**, die mich in der Entstehung dieses Buches begeistert geführt hat, und an das tolle Team des **Brandstätter Verlages** für die Möglichkeit, mein Wissen und meine Erfahrung mit Ihnen, liebe Leserin, lieber Leser, zu teilen!

Herzlichst
Ihre Manuela Macedonia

DIE AUTORIN

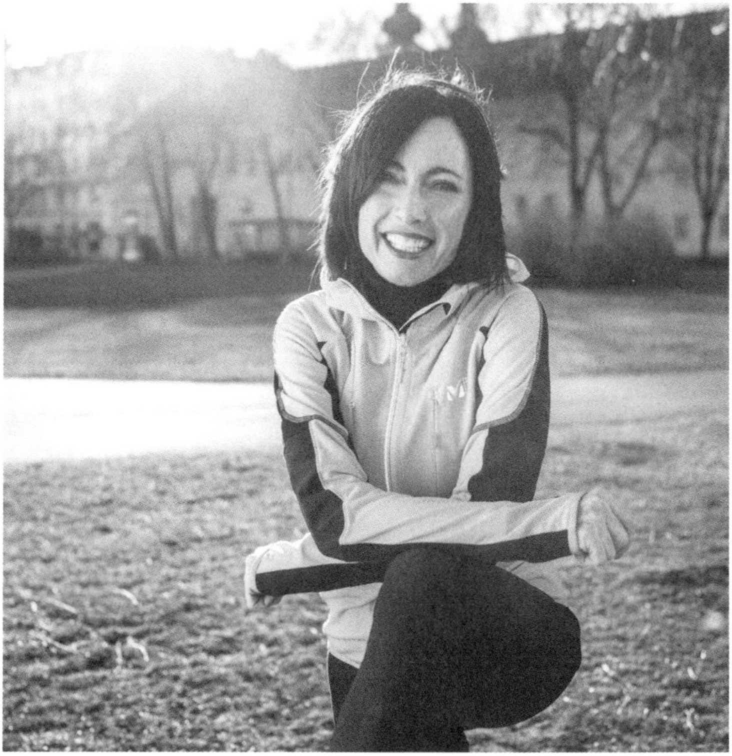

FOTO: STEFAN FUERTBAUER

Dr. Manuela Macedonia promovierte an der Universität Salzburg über die Auswirkungen von Bewegung auf das Gedächtnis. Am Max-Planck-Institut für Neurowissenschaften in Leipzig arbeitete sie zu den Vorteilen des sensomotorischen Lernens. Derzeit ist sie an der Universität Linz tätig. Sie selbst läuft beinahe täglich – nicht für ihre Figur, sondern für ihr Gehirn.

Liebe Leser*innen,

bleiben wir in Verbindung!
Wir freuen uns auf Ihre Anregungen, Kritik und Wünsche.

leserbrief@brandstaetterverlag.com
Christian Brandstätter Verlag GmbH & Co KG
Wickenburggasse 26, 1080 Wien
Tel: (0043) 1 5121543256

Viele weitere Leseinspirationen und Geschenkideen finden Sie unter

www.brandstaetterverlag.com

Besuchen Sie uns auf unserer Website!

2. Auflage, 2025

ISBN 978-3-7106-0813-1

Design und Satz: Buero Blank,
Caroline Plank-Bachselten
Lektorat: Ulli Steinwender

Papier: Salzer EOS 1,5-fach
(FSC®- und PEFC-zertifiziert)
Druck: Finidr, Český Těšín
(Tschechische Republik)

Wir tragen Verantwortung

Aus diesem Grund haben wir uns auf den Weg gemacht, um unseren Einfluss auf das Klima und auf den Planeten zu minimieren. Anstelle von Kompensationszahlungen, und über die üblichen Umweltlabel hinausgehend, haben wir uns das Ziel gesteckt, den CO_2-Ausstoß auf allen Ebenen signifikant zu verringern - entlang der gesamten Wertschöpfungskette von der Idee bis zum Buch in Ihren Händen.
Mehr Informationen finden Sie unter

www.brandstaetterverlag.com/nachhaltigkeit

Bei Fragen zur Sicherheit unserer Produkte wenden Sie sich bitte an

verantwortung@brandstaetterverlag.com

UND JETZT
RUNTER
VOM SOFA!